Latente Hyperthyreosen

UNI-MED

UNI-MED Verlag AG
Bremen - London - Boston

Die Deutsche Bibliothek - CIP-Einheitsaufnahme

Tuschy, Ulrich:
Latente Hyperthyreosen/Ulrich Tuschy.-
1. Auflage - Bremen: UNI-MED, 2000
ISBN 3-89599-496-0

Printed in Germany

UNI-MED. Die beste Medizin.

In der Reihe UNI-MED SCIENCE werden aktuelle Forschungsergebnisse zur Diagnostik und Therapie wichtiger Erkrankungen "state of the art" dargestellt. Die Publikationen zeichnen sich durch höchste wissenschaftliche Kompetenz und anspruchsvolle Präsentation aus. Die Autoren sind Meinungsbildner auf ihren Fachgebieten.

Wir danken folgenden Mitgliedern unseres Ärztlichen Beirats für die engagierte Mitarbeit an diesem Buch: Beate Appenrodt, Dr. Uwe Drochner und Dr. Stephan Jäger.

Vorwort und Danksagung

Wie andere Erkrankungen durchlaufen auch Überfunktionen der Schilddrüse eine in ihren zeitlichen Bezügen und klinischer Relevanz individuell unterschiedliche kryptogene Phase bis zur Manifestation der Thyreopathie als latente Hyperthyreose, gelegentlich auch als subklinische Hyperthyreose, Grenzwerthyperthyreose o.ä. bezeichnet. Mit dem häufigeren Einsatz der Schilddrüsenfunktionsdiagnostik werden derartige Situationen in zunehmendem Maße erfaßt.

Sie sind mit einer Reihe von Problemen verknüpft, die den Umgang damit erschweren. Das beginnt mit Stör- und Einflußfaktoren bei der Präanalytik und Analytik des TSH oder etwa den schwer faßbaren individuellen Normbereichen für die Schilddrüsenhormonspiegel und endet bei der Frage des möglichen Zusammenhangs zwischen "noch normalen" Hormonwerten und einem möglichen Beschwerdebild im Einzelfall sowie eventuellen therapeutischen Konsequenzen.

Das vorliegende Buch stellt ein seit Jahren bewährtes Konzept des praktischen Umgangs mit dieser Situation vor, abgeleitet aus den Erfahrungen bei manifesten Krankheitsbildern. Gedacht ist es als Anregung für das praktische Vorgehen in der täglichen Praxis, wobei es aufgrund der derzeitig noch dürftigen Datenlage Forderungen nach einem evidenzbasierten Vorgehen nicht genügen kann. Möge es deshalb auch die Diskussion und wissenschaftliche Auseinandersetzung zu diesem Thema weiter anregen und diesem Mangel abhelfen.

Bedanken möchte ich mich bei allen Autoren für die konstruktive Mitarbeit und beim Verlag für die unkomplizierte Beratung, verständnisvolle Unterstützung und praktische Umsetzung des Projektes.

Erfurt, im Juli 2000 *Ulrich Tuschy*

Autoren

Prof. Dr. med. Karl-Michael Derwahl
Klinik für Innere Medizin I
St.-Willehad-Hospital
Ansgaristr. 12
26382 Wilhelmshaven
Kap. 2.

Dr. med. Ulrich Deuß
Weißhausstr. 28
50939 Köln
Kap. 6.

Prof. Dr. med. Rainer Hampel
Klinik und Poliklinik für Innere Medizin
Medizinische Fakultät, Universität Rostock
E.-Heydemann-Str. 6
18055 Rostock
Kap. 4.

Prof. Dr. med. Wieland Meng
Endokrinologische Abteilung
Klinik für Innere Medizin B
Ernst-Moritz-Arndt-Universität
Friedrich-Loeffler-Straße 23
17489 Greifswald
Kap. 3.

Dr. med. Almuth Meyer
Abteilung für Endokrinologie
2. Medizinische Klinik des Klinikum Erfurt GmbH
Nordhäuser Str. 74
99096 Erfurt
Kap. 9.

Priv.-Doz. Dr. med. J. Rendl
Klinik und Poliklinik für Nuklearmedizin
Universität Würzburg
Josef Schneiderstr.2
97080 Würzburg
Kap. 8.

Dr. med. Bernhard Saller
Abteilung Klinische Endokrinologie
Zentrum für Innere Medizin
Universitätsklinikum Essen
Hufelandstr. 45
45122 Essen
Kap. 5.

Prof. Dr. med. Ulrich Tuschy
Abteilung für Endokrinologie
2. Medizinische Klinik des Klinikum Erfurt GmbH
Nordhäuser Str. 74
99096 Erfurt
Kap. 1., 7., 9.

Inhaltsverzeichnis

Einleitung

1. Einleitung

Eine 74-jährige bis dato von Krankheiten verschonte Frau erscheint in der Praxis wegen einiger schwer deutbarer Beschwerden. Angegeben werden eine Leistungsminderung, eine geringe Gewichtsabnahme in den letzten Monaten (2 kg), häufiges Herzklopfen und schneller Herzschlag, Nervosität und Stimmungslabilität. Die erste Diagnostik ergibt regelrechte Befunde, lediglich bei den Laboruntersuchungen fällt ein supprimiertes TSH auf. In der Schilddrüsensonographie bestätigt sich eine leicht vergrößerte echonormale Schilddrüse mit zwei gering echoverminderten Knoten, glatt abgrenzbar, in sich homogen, rund und mit "Halo", größter Durchmesser 2 bzw. 3 cm. Die daraufhin erweiterte Diagnostik zeigt hoch normale FT3- und FT4-Werte und in der Szintigraphie eine Mehrspeicherung in den beiden Knoten bei gleichzeitiger Minderspeicherung der übrigen Schilddrüsenanteile.

Die Diagnose ist im geschilderten Fall leicht nachvollziehbar: Latente Hyperthyreose bei multifokaler Autonomie, offenbar mit einer gewissen Hyperthyreosesymptomatik.

- Was ergeben sich für Konsequenzen?
- Was ist zu tun?

Die Situation ist insbesondere auch im stationären Bereich nicht selten. Auf der interdisziplinären intensivtherapeutischen Abteilung unserer Einrichtung brachte eine konsequente Suche mittels TSH-Bestimmung, im positiven Fall ergänzt durch die Bestimmung des FT3 und FT4, über drei Monate bei 22 % der Patienten eine latente Hyperthyreose, auf einer Schlaganfalleinheit im gleichen Zeitraum sogar bei 32 %. Da sich daraus Konsequenzen bezüglich einer eventuellen Kontrastmittelgabe oder gar einer Therapiebedürftigkeit ergeben können, wird die TSH-Bestimmung inzwischen als Screening konsequent durchgeführt.

Die **Häufigkeitsangaben** für die latente Hyperthyreose insgesamt schwanken je nach Grad der Iodversorgung im untersuchten Gebiet (und damit auch zum Zeitpunkt der Untersuchung in dem laufenden Prozeß der Iodsupplementierung), von der Auswahl des untersuchten Personenkreises (Alterszusammensetzung, ambulant oder stationär) und der Genauigkeit der Erfassung von Störeinflüssen bis hin zur Schilddrüsenhormonbehandlung. Die Zahlen bewegen sich zwischen 0,33 bis 12,5 % der Untersuchten.

Kalkuliert man ohne nicht-thyreoidale Ursachen und medikamentöse Einflüsse, so dürften sich die Zahlen in Deutschland real um 0,3-5 % bewegen mit Zunahme bei Älteren (3, 4,15, 19, 20, 21, 23, 24, 25).

Klinisch kann es sich um einen Zufallsbefund ohne Relevanz handeln, von Wallace 1998 treffend als inzidentelle biochemische Abnormität bezeichnet (29). Es sind aber gelegentlich auch Symptome im Sinne einer **dezenten Hyperthyreosesymptomatik** möglich, gerade bei Älteren nicht selten oligosymptomatisch (vordergründig tachykarde Rhythmusstörungen mit dem Risiko arterieller Embolien, zentralnervös-psychische Symptome, verstärkte Tendenz zur Osteoporose bei postmenopausalen Frauen, allgemeine Verschlechterung), die einen Krankheitswert bedingen (1, 3, 7, 9, 10, 12, 14, 18, 22, 26, 28). Ein erhöhter Energiestoffwechsel der Skelettmuskulatur vergleichbar dem bei manifesten Hyperthyreosen ist mittels P-31-Kernspinspektroskopie belegt (27).

Der **Begriff** "latente Hyperthyreose" wird dabei nicht genutzt. Nicht selten spricht man von einer "subklinisch hyperthyreoten" Stoffwechsellage, im angloamerikanischen Schrifttum meist von "subclinical thyreotoxicosis", eine weniger befriedigende Namensgebung, denn sie impliziert (mehr noch als der Ausdruck "latent") unangebrachterweise eine generelle Irrelevanz des Befundes und wird damit der Sache nicht ausreichend gerecht. Außerdem sind die **Begriffsebenen** gedanklich klar zu differenzieren: handelt es sich lediglich um die Beschreibung einer Laborkonstellation oder ist eine auch den klinischen Zustand definierende Diagnose gemeint; eine wirklich adäquate Bezeichnung ist noch nicht gefunden (5).

> Wie in der Pathophysiologie anderer Bereiche sollte man sich an die **Vorstellung** gewöhnen, daß zwischen "Gesundheit" und Krankheit gerade auch bei Hyperthyreosen keine Grenzlinie besteht, sondern ein durch zahlreiche Faktoren modifizierter und veränderlicher **Grenzbereich** (☞ Abb. 1.1).

Auch für die Interpretation der Schilddrüsenfunktionsdiagnostik gilt es, sich einen variablen Grenzbereich vorzustellen, da ein individueller Normbereich postuliert werden muß, aber nicht exakt definiert werden kann (☞ Abb. 1.2). Eine ganze Reihe **hypothetischer Möglichkeiten** ist unschwer vorstellbar, die bei noch "normalen" peripheren Schilddrüsenhormonwerten die Manifestation klinischer Erscheinungen erklären könnten, also die Situation der "symptomatischen" latenten Hyperthyreose (☞ Tab. 1.1). Sie sind im Einzelfall oft nicht zu differenzieren und zu quantifizieren, was die diagnostische Aussage erschwert.

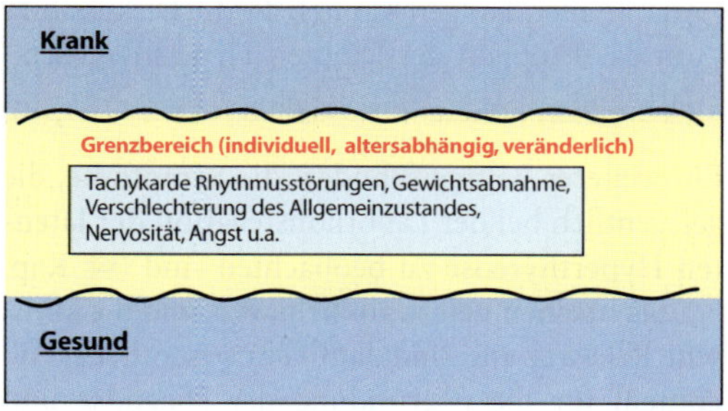

Abb. 1.1: Latente Hyperthyreose: Bewertung des klinischen Befundes.

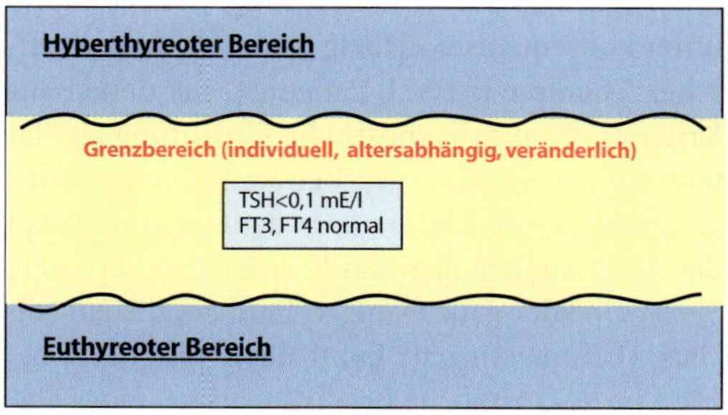

Abb. 1.2: Latente Hyperthyreose: Bewertung der Schilddrüsenfunktionsdiagnostik.

Bei jeder zu einer Hyperthyreose führenden Schilddrüsenerkrankung kann auch eine "latente Phase" vorausgehen. **Auslösende Thyreopathien** in Iodmangelgebieten sind vor allem Autonomien, in ausreichend mit Iod versorgten Gebieten eher Immunhyperthyreosen. Die anderen Ursachen treten in ihrer Bedeutung zurück. Das Risiko der Entwicklung einer manifesten Hyperthyreose ist nicht zwangsläufig, besteht aber prinzipiell. Auslöser kann beispielsweise eine Iodexposition sein. Aber auch spontane Remissionen oder gar Hypothyreosen am Endpunkt der Entwicklung sind je nach zugrundeliegender Ursache möglich (☞ Abb. 1.3) (2, 3, 5, 11, 13, 17, 20, 26).

Hypothetische Einflüsse und Pathomechanismen
• Alter
• Multimorbidität, Polypragmasie
• Iodversorgung
• Veränderte Serumeiweißbindungsverhältnisse
• Differenter individueller Normbereich (interindividuelle Variabilität)
• Schwere andere Erkrankung (NTI)
• Nicht labortechnisch erfaßte nur periodisch gesteigerte Hormoninkretion
• Höhere Zahl oder Empfindlichkeit von Rezeptoren für Schilddrüsenhormone

Tab. 1.1: Erklärung der klinischen Symptomatik bei latenter Hyperthyreose.

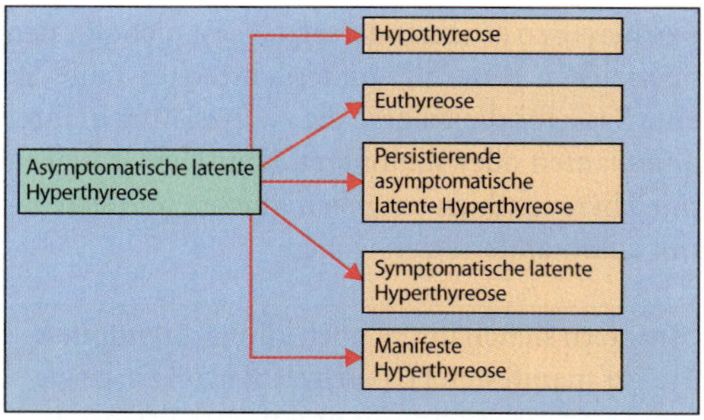

Abb. 1.3: Möglichkeiten des Spontanverlaufs bei asymptomatischer latenter Hyperthyreose.

Die Kontroversen in der Beurteilung der **klinischen Relevanz** einer latenten Hyperthyreose rühren eher aus einer im Detail unterschiedlichen Sicht über die Dynamik der Erkrankung her, als aus an sich substantiellen Unterschieden. Muß man eine "subklinische" Erkrankung behandeln? Ist dies nicht doch mehr als nur ein subklinischer Befund? Wie ist die prognostische Einschätzung?

Die **klinische Bedeutung** einer latenten Hyperthyreose ergibt sich also aus den nachfolgenden Argumenten:

- Reale Häufigkeit in Deutschland um etwa 0,3-5 % (insbesondere bei Älteren häufiger)
- Gelegentlich dezente klinische Symptomatik
- Erhöhter Energiestoffwechsel der Skelettmuskulatur ähnlich wie bei manifester Hyperthyreose
- Risiko einer Verschlechterung im Sinne einer manifesten Hyperthyreose
- Risiko einer Hyperthyreosemanifestation insbesondere bei extremer einmaliger oder chronischer Iodzufuhr (in erster Linie Röntgenkontrastmittel oder Amiodaron)

Mit dem vorliegenden Buch wird der Versuch unternommen zu zeigen, wie man sich in der Praxis verantwortlich mit dem Problem der latenten Hyperthyreosen auseinandersetzt. Es ist nicht für den Spezialisten gedacht, sondern in erster Linie als eine Basis für diejenigen, die zwangsläufig in ihrer ambulanten oder stationären klinischen Tätigkeit mit Thyreopathien umgehen müssen und sich damit auseinandersetzen wollen.

Insofern stehen initial noch einmal Standpunkte zur manifesten Hyperthyreose von ausgewiesenen Sachkennern mit praktischer Erfahrung.

Absichtlich sollen hier die im Detail nicht immer deckungsgleichen Ansichten der Autoren erkennbar werden, so daß der individuelle Stil auch auf Kosten gelegentlicher Überschneidungen oder unterschiedlicher Meinungen erhalten blieb.

Zunächst werden die heutigen **ätiopathogenetischen Vorstellungen** ausgeführt (☞ Kap. 2.). Besonders hervorzuheben sind die auch aus klinisch praktischer Sicht wichtige Kausalitätsfrage einer Schilddrüsenüberfunktion und die wohl unstrittige Erfahrung der (unterschiedlich langen) latenten hyperthyreoten Phase bis zum ausgeprägteren klinischen Bild.

In einem weiteren Abschnitt folgt nach einer ausführlichen Schilderung der **Symptomatik** manifester Hyperthyreosen die Darstellung der **Diagnostik** (☞ Kap. 3.). Den gleichen Regeln folgen die diagnostische Sicherung und die kausale Differentialdiagnostik konsequenterweise auch bei den latenten Hyperthyreosen. Besonderer Wert wurde auf die Bedeutung der kritischen Wertung der In-vitro-Diagnostik gelegt. So exakt und reproduzierbar die Werte auch sind, so problematisch und nicht immer überschaubar sind die Störmöglichkeiten und Einflüsse.

Kapitel 4 stellt die derzeit allgemein akzeptierten **Grundregeln der Therapie** bei hyperthyreoten Stoffwechselsituationen dar, an die sich natürlich auch die Behandlungsmöglichkeiten der "latenten Übergangssituationen" anlehnt.

Anschließend folgen Kapitel, die die Diskussion um das Problem der latenten Hyperthyreosen darlegen.

Ein weiterer Beitrag schildert die **Symptome,** die gelegentlich bei der Laborkonstellation der **latenten Hyperthyreose** zu beobachten sind (☞ Kap. 5.). Sie machen den Krankheitswert und die klinische Relevanz aus, sind damit ein wesentliches Argument für die Begründung der Diagnose und können im Einzelfall eine Therapie erforderlich machen.

Eine **kontrollierte Untersuchung des Verlaufes unter konsequenter niedrig dosierter thyreostatischer Therapie** bei 371 Patienten, bei denen alle Kriterien für die diagnostische Einstufung als "latente Hyperthyreose" gegeben waren, zeigt positive Ergebnisse, die durchaus in das Gesamtkonzept der Auffassungen über das Krankheitsbild passen. Sie ist eine der ganz wenigen Studien, die ein solches Therapiekonzept kontrolliert überprüft hat (☞ Kap. 6.). Ähnliche Erfahrungen aus einer Untersuchung an einer kleineren Patientengruppe mit Randomisierung schilderten Nowotny et al. 1992 (18), weitere Untersuchungen wurden nicht bekannt.

In in Kapitel 7. wird unser seit Jahren bewährtes **Konzept der Vorgehensweise** in der Praxis zur

Diskussion gestellt, das sich übrigens nicht wesentlich von dem in der beschriebenen kontrollierten Untersuchung unterscheidet. Es kann nicht die Anforderungen an eine optimal evidenzbasierte Medizin erfüllen, das ist aber bei neuen Themen mit eingeschränkter Datenlage immer der Fall, und somit kann und soll es auch nur einen Schritt auf dem Weg dahin bedeuten. Der Mangel an Untersuchungen, die das rationelle Vorgehen bei latenten Hyperthyreosen mit Studien untermauern, ist bedauerlich. Nichtsdestoweniger besteht natürlich das Problem in der Praxis und wir müssen uns gewollt oder ungewollt behelfen. In einigen Jahren wird diese Lücke sicher gefüllt sein, dann werden sich die Betrachtungen und die Vorgehensweise an fundierten Untersuchungen messen lassen müssen. Bis zu diesem Zeitpunkt halten wir die vorgeschlagenen Anschauungen für eine gute Grundlage unseres ärztlichen Handelns.

Latente Hyperthyreosen haben gerade auch im Zeitalter der zunehmend indizierten Röntgenkontrastmitteluntersuchungen eine besondere praktische Bedeutung. Der Beitrag zu den **Effekten von Iodid an der Schilddrüse** (☞ Kap. 8.) macht die gelegentlich durchaus relevanten Gefahren des Iodexzesses bei vorgeschädigter Schilddrüse bewußt und gibt eine realistische Risikoeinschätzung. Am Ende der Beiträge steht eine Zusammenstellung der zur Verfügung stehenden **Thyreostatika**, ihrer Wirkungen, Nebenwirkungen und anderer Charakteristika als Orientierungshilfe in der täglichen Routine. So mag das Folgende zur sachlichen Diskussion über ein aktuelles Kapitel der Thyreoidologie und zugleich zur Erleichterung der Entscheidung in unserem täglichen Umgang mit dem besprochenen Problemkomplex beitragen.

Literatur

1. Bommer M. T. Eversmann, R. Pickardt, A. Leonhardt: Psychopathological and neuropsychological symptoms in patients with subclinical and remitted hyperthyroidism. Klin. Wschr. 68(1990)552-558

2. Charkes N.D.: The many causes of subclinical hyperthyroidism. Thyroid 6(1996)391-396

3. Chiovato L., S. Mariotti, A. Pinchera: Thyroid diseases in the elderly. Bailliere´s Clin.Endocrinol. Metab. 11(1997)251-270

4. Chuang C.C., S.T.Wang, P.W.Wang, M.L. Yu: Prevalence study of thyroid dysfunction in the elderly of Taiwan. Gerontology 44(1998)162-167

5. Drinka P.J., J. Amberson, S.K. Voeks, J. Schomisch, P. Schirz, D. Christensen: Low TSH levels in nursing home residents not taking thyroid hormone. J. Am. Geriatr. Soc. 44(1996)573-577

6. Elte J.W.F., J.K. Bussmaker, A. Haak: The natural history of euthyroid multinodular goiter. Postgrad. Med. J. 66(1990)186-190

7. Faber J., K. Overgaard, A.E. Jarlov, C. Christiansen: Bone metabolism in premenopausal women with nontoxic goiter and reduced serum thyrotropin levels. Thyroidology 6(1994)27-32

8. Figge J., M. Leinung, A.D. Goodman, R. Izquierdo, T. Mydosh, S. Gates, B. Line, D.W. Lee: The clinical evaluation of patients with subclinical hyperthyroidism and free triiodthyronine toxicosis. Am. J. Med. 96(1994)229-234

9. Foldes J., P. Lakatos, J. Zsadany, C. Horvath: Decreased serum IGF-I and DHEAS may be risk factors for the development of reduced bone mass in postmenopausal women with endogenous subclinical hyperthyroidism. Eur. J. Endocrinol. 136(1997)277-281

10. Gurlek A., O. Gedik:Effect of endogenous subclinical hyperthyroidism on bone metabolism and bone mineral density in postmenopausal women. Thyroid 9(1999) 539-543

11. Hintze G., J. Windeler, J. Baumert: Thyroid volume and goiter prevalence in the elderly as determined by ultrasound and their relationships to laboratory indices. Acta Endocrinol. 124(1991)12-18

12. Kahaly G.J., J. Nieswandt, S. Mohr-Kahaly: Cardiac risks of hyperthyroidism in the elderly. Thyroid 8-(1999)1165-1169

13. Kasagi K., R. Takeuchi, T. Misaki, T. Kousaka, S. Miyamoto, Y. Ilda, J. Konishi: Subclinical Graves´ disease as a cause of subnormal TSH levels in euthyroid subjects. J. Endocrinol. Invest. 20(1997)183-188

14. Lerch M., C. Meier, J.J. Staub: Sind subklinische Hypo- und Hyperthyreosen behandlungsbedürftig? Ther. Umsch. 56(1999)369-373

15. Lind P., W. Langsteger, M. Molnar, H.J. Gallowitsch, P. Mikosch, I. Gomez: Epidemiology of thyroid diseases in iodine sufficiency. Thyroid 8(1998)1179-1183

16. Mann K.: Evaluation of risk in autonomously functioning thyroid nodules. Exp. Clin. Endocrinol. Diabetes 106 (1998) Suppl. 4, 23-26

17. Marqusee E., S.T. Haden, R.D. Utiger: Subclinical thyrotoxicosis. Endocrinol. Metab. Clin. North. Am. 27(1998)37-49

18. Nowotny B., J Teuber, B. Birnbreier-Stahlberger, W. an der Heiden, R. Schmidt, K.H. Usadel: Behandlungsbedürftigkeit der latenten Hyperthyreose. In: Schilddrüse 1991. Verlag W. de Gruyter, 1992, 364-377

19. Perros P., R.J. McCrimmon, G. Shaw, B.M. Frier; Frequency of thyroid dysfunction in diabetic patients: value of annual screening. Diabet. Med. 12(1995) 622-627

20. Samuels M.H.: Subclinical thyroid disease in the elderly. Thyroid 8(1998)803-813

21. Schaaf L., T. Pohl, R. Schmidt, I. Vardaly, J. Teuber, B. Schlote-Sauter, B. Nowotny, H. Schiebeler, A. Zober, K.H. Usadel: Screening for thyroid disorders in a working population. Clin. Invest. 71(1993)126-131

22. Schlote B., B. Nowotny, L. Schaaf, D. Kleinbohl, R. Schmidt, J. Teuber, R. Paschke, I. Vardaly, S. Kaumeier, K.H. Usadel: Subclinical hyperthyroidism: physical and mental state of patients. Eur. Arch. Psychiatry Clin. Neurosci. 241(1992)257-364

23. Seck T., C. Scheidt-Nave, R. Ziegler, J. Pfeilschifter: Prävalenz von Schilddrüsenfunktionsstörungen bei 50- bis 80-jährigen. Eine epidemiologische Querschnittsstudie in einer südwestdeutschen Gemeinde. Med. Klein. 92(1997)642-646

24. Surks M.I., E. Ocampo: Subclinical thyroid disease. Am. J. Med. 100(1996)217-223

25. Szabolc I., Z. Kovacs, J. Gonczi, T. Kakosy, M. Goth, O. Dohan, S. Kovacs, G. Szilagyi: Prevalence of thyroid dysfunction in different geriatric subpopulations from iodine-deficient Hungarian region. Eur. J. Endocrinol. 133(1993)126-131

26. Tenerz A., R. Forberg, R. Jansson: Is a more active attitude warranted in patients with subclinical thyrotoxicosis? J. Intern. Med. 228(1990)229-233

27. Theissen P., S. Kaldewey, E. Voth, D. Moka, H. Schicha: Veränderungen des Muskelstoffwechsels bei latenter Hyperthyreose. In: Schilddrüse 1997. Verlag W. de Gruyter, 1998, 280-290

28. Utinger R.D.: Subclinical hyperthyroidism – just a low serum thyrotropin concentration, or something more? New Engl. J. Med. 331(1994)1302-1303

29. Wallace K. M.T. Hofmann: Thyroid dysfunction: how to manage overt and subclinical disease in older patients. Geriatrics 53(1998)32-38

30. Wiersinga W.M.: Subclinical Hypothyroidism and hyperthyroidism. Prevalence and clinical relevance. Neth. J. Med. 46(1885)197-204

Ätiologie und Pathogenese der Schildrüsen-überfunktion

2. Ätiologie und Pathogenese der Schildrüsenüberfunktion

Die latente Hyperthyreose ist keine besondere Form einer Hyperthyreose, sondere eine Funktionsstörung im thyreoidal-hypophysären Regelkreis mit noch im Normbereich liegenden Schilddrüsenhormonspiegeln, aber gelegentlich schon nachweisbarer klinischer Symptomatik eines milden Hypermetabolismus. Sämtlichen Formen einer Hyperthyreose geht eine häufig unerkannte latente Funktionsstörung voraus. Ebenso führt die medikamentöse Therapie einer Hyperthyreose über eine latente Funktionsstörung zur Euthyreose.

Die Hyperthyreose ist ganz überwiegend auf zwei Krankheiten zurückzuführen:

- die Autoimmunthyreopathie vom Typ Morbus Basedow
- die Schilddrüsenautonomie, die sich klinisch in
  - die unifokale Autonomie (sog. autonomes Adenom)
  - die multifokale Autonomie (hyperthyreote Knotenstruma)
  - die disseminierte Autonomie

differenzieren läßt.

Eine Übersicht über die verschiedenen Hyperthyreose-Formen ist in Tabelle 2.1 wiedergegeben.

2.1. Morbus Basedow

Der Morbus Basedow ist eine Autoimmunerkrankung der Schilddrüse, die über eine Stimulierung des TSH-Rezeptors durch Autoantikörper zu einer Hyperthyreose führt. Zu den ätiologischen Faktoren in der Pathogenese dieser Erkrankung gehören

- eine genetische Disposition
- eine komplexe Immunpathogenese
- in ihrer Bedeutung noch nicht eindeutig geklärte Umweltfaktoren (Infektion, Iodid)

Der Morbus Basedow manifestiert sich häufiger bei Frauen und tritt familiär gehäuft auf, wie aus der Zwillings- und Familienforschung bekannt ist. Es findet sich eine genetische Assoziation mit Genen der HLA-Familie (HLA-DR, HLA-DQ) und anderen Genorten und Genfamilien. Viele dieser Assoziationen sind aber schwächer als bei anderen Autoimmunerkrankungen.

Autoimmunerkrankungen	Morbus Basedow Hashimoto-Thyreoiditis (passagere Hyperthyreose) Postpartum-Thyreoiditis (selten passagere Hyperthyreose) "Silent" Thyreoiditis (selten passagere Hyperthyreose)
Iodmangelerkrankungen	Autonomes Adenom Hyperthyreote Knotenstruma
Schilddrüsenentzündungen	Thyreoiditis de Quervain (passagere Hyperthyreose)
Schwangerschaft	HCG-induzierte Hyperthyreose Trophoblasten-Erkrankungen
Iatrogen	Hyperthyreosis factitia Iod-induzierte Hyperthyreose
Inappropiate TSH-Sekretion	TSH-produzierender Hypophysentumor Schilddrüsen-Hormonresistenz (hypophysäre Form)
Genetische Ursachen	Kongenitale autosomal-dominant vererbte Hyperthyreose
Raritäten	Struma ovarii Hyperthyreote (metastasierende) Schilddrüsenkarzinome

Tab. 2.1: Differentialdiagnose der Hyperthyreose.

Nach Weetman (1998) werden **sechs Stadien in der Entwicklung** einer Autoimmunerkrankung der Schilddrüse z.B. des Morbus Basedow unterschieden:

- **Stadium 1:** Im Stadium 1 kommt es zu einer physiologischen Exposition gegenüber Schilddrüsenantigenen z.B. gegenüber Thyreoglobulin oder der Schilddrüsenperoxidase (TPO). Dies führt zu einer niedrig-titrigen Antikörperbildung. Bei genetisch disponierten Patienten kann dies den Beginn einer Autoimmunerkrankung darstellen.
- **Stadium 2:** Im Stadium 2 kommt es durch eine virale Infektion oder durch kreuzreaktive Antikörper nach einer Yersinia-Infektion zur Ausschleusung größerer Antigenmengen mit einer konsekutiv verstärkten Immunantwort und einer Stimulation von T-Helfer-Zellen. Eine konsekutive Cytokin-Stimulation (Interferon-Gamma) führt zu einer Expression von MHC-Molekülen (major histocompatibility complex) auf der Schilddrüsenoberfläche. Dieser Prozess kann sich über viele Jahre erstrecken oder auch spontan zurückbilden.
- **Stadium 3:** Bei fortschreitendem Prozess kommt es im dritten Stadium zu einer Cytolyse und Apoptose, dem sog. programmierten Zelltod. Diese Prozesse werden durch T-Lymphozyten, natürliche Killerzellen und durch Makrophagen vermittelt. Eine Aktivierung von B-Lymphozyten führt zu einer zellulären Hyper- oder Hypofunktion (beim Morbus Basedow z.B. zur Bildung von stimulierenden TSH-Rezeptorantikörpern).
- **Stadium 4:** Im Stadium 4 wird dieser Autoimmunprozess sekundär verstärkt.
- **Stadium 5:** Das Stadium 5 ist gekennzeichnet durch eine Antigen-unabhängige, durch nicht spezifische und autoreaktive T-Helfer-Zellen vermittelte Progression der Autoimmunerkrankung. Klinisch ist diese Phase gekennzeichnet durch eine vermehrte Antikörperbildung; beim Morbus Basedow gegen dem TSH-Rezeptor mit einer konsekutiven Entwicklung einer Hyperthyreose, gegen die Schilddrüsenperoxidase (TPO) und gegen den Natriumiodid-Symporter (☞ Tab. 2.2).
- **Stadium 6:** Im Stadium 6 kommt es durch kreuzreagierende Epitope zu dem immunologischen Syndrom des Morbus Basedow, u.a. der charakteristischen endokrinen Orbitopathie und dem prätibialen Myxödem.

Im Unterschied zur Hashimoto-Thyreoiditis, die meist zu einer Hypothyreose führt, überwiegt beim Morbus Basedow die Zellstimulation und konsekutiv die Hyperthyreose. Destruierende inflammatorische Prozesse i.S. einer fokalen Thyreoiditis bleiben lokalisiert und sind fast immer von untergeordneter Bedeutung.

TSH-Rezeptor-Antikörper (70 % positiv, rekombinanter humaner Assay > 90 %) lassen sich differenzieren in: • stimulierende Antikörper • inhibierende Antikörper • Antikörper mit nur Rezeptorbindung
Anti-Thyreoidale Peroxidase (TPO)-Antikörper (ca. 80 % positiv) (mikrosomale Antikörper)
Anti- Thyreoglobulin (TG)-Antikörper (ca.50 % positiv)
Antikörper gegen den Natrium-Iodid-Symporter
Antikörper gegen Augenmuskeln und/oder Orbitofibroblasten (endokrine Orbitopathie)

Tab. 2.2: Antikörper bei Morbus Basedow und ihre Prävalenz bei unbehandelten Patienten.

2.2. Andere Autoimmunerkrankungen der Schilddrüse

Auch bei anderen Autoimmunerkrankungen der Schilddrüse kann sich eine Hyperthyreose entwickeln. Bei der Hashimoto-Thyreoiditis, die durch überwiegende destruierende Prozesse zu einer Hypothyreose und zur Schrumpfung der Schilddrüse führt, ist eine initiale, gelegentlich auftretende Hyperthyreose möglich, meist klinisch nur dezent ausgeprägt. Der Nachweis von TSH-Rezeptorantikörpern macht differentialdiagnostisch die Abgrenzung zum Morbus Basedow gelegentlich schwierig bzw. erst im Verlauf möglich. Selten entwickelt sich ein Mischbild bei der Erkrankung, die sog. Hashitoxikose. Bei anderen Manifestationsformen einer Autoimmunthyreopathie (Postpartum-Thyreoiditis oder sog. Silent-Thyreoiditis) ist eine Hyperthyreose sehr selten und nahezu immer nur passager.

2.3. Schilddrüsenautonomie

Die Schilddrüsenautonomie ist in Gebieten mit einer Iodmangelernährung der Bevölkerung sehr häufig, während sie in Regionen mit hoher Iodidaufnahme mit der Ernährung z.B. in Japan sehr selten ist. In Deutschland sind bis zu der Hälfte aller Hyperthyreosen auf Autonomien der Schilddrüse zurückzuführen.

> Der **Iodmangel** ist jedoch nicht die Ursache der Hyperthyreose, sondern ein Faktor, der die Entstehung dieser Erkrankung konditioniert und fördert.

Eine unzureichende Versorgung der Schilddrüse mit Iodid als Baustein der Schilddrüsenhormone führt kompensatorisch zu einer Schilddrüsenvergrößerung und so zur Bildung einer Struma (☞ Abb. 2.1). Pathophysiologisch ist diese Zunahme der Zellmasse als eine Anpassungshyperplasie zu verstehen, die über eine Zellvermehrung zu einer Zunahme der Iodidtransportkapazität (Zunahme der Natrium-Iodidtransporter) und so zu einer vermehrten Ausnutzung des Iodidplasmapools führt. Diese Zunahme der Zellmasse wird nach heutiger Vorstellung im wesentlichen über eine vermehrte Synthese von Wachstumsfaktoren vermittelt. TSH hat in diesem Prozess nur eine supportive Rolle.

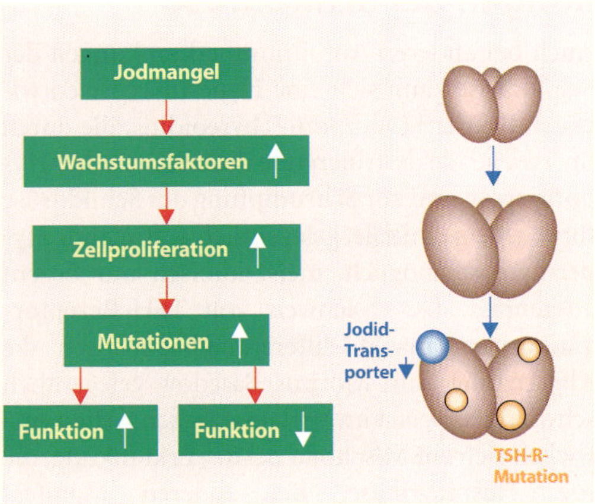

Abb. 2.1: Pathogenese der Knotenstruma (Erläuterungen siehe Text).

Wie in allen proliferierenden Geweben kommt es im Prozess des Zellwachstums auch während der Strumaentstehung häufiger zu genetischen Abnormalitäten, z.B. zum Auftreten von **Mutationen**. Diese genetischen Veränderungen können bei einzelnen Zellen zu einem Wachstumsvorteil führen und so die Entwicklung von Schilddrüsenknoten und -tumoren bedingen. Genetische Analysen haben gezeigt, daß die meisten Schilddrüsenknoten aus einer Zelle hervorgegangen sind und daher echten (benignen) Tumoren entsprechen. In der Schilddrüse, wie in allen anderen Organen, weist jede einzelne Zelle ein etwas unterschiedliches,- ihr eigenes -, Wachstumsverhalten und eine unterschiedliche Funktion auf (sog. natürliche Heterogenität). Wenn Zellen mit einem höheren intrinsischen Wachstumspotential durch Wachstumsfaktoren stimuliert werden, kommt es zu einer Potenzierung dieser natürlichen Heterogenität, die dazu führt, daß Zellen mit einem höheren Wachstumspotential sich schneller vermehren und so hyperplastische Knoten bilden können. Die zugrundeliegenden molekularen Ursachen, die eine Stimulation dieser Zellen bedingen und zur Bildung polyklonaler (aus vielen unterschiedlichen Zellen aufgebauter) Schilddrüsenknoten führen, sind noch weitgehend unbekannt.

2.3.1. Mutationen im TSH-Rezeptor und im $G_s\alpha$-Gen als Ursache der Hyperthyreose

Klonale, aus einer Einzelzelle hervorgegangene Schilddrüsenknoten und -tumoren entstehen durch eine Sequenz verschiedener genetischer Alternationen. Die meisten dieser wachstumsfördernden genetischen Veränderungen sind noch unbekannt. Daneben wurden in den letzten Jahren Mutationen entdeckt, die primär zu einer Funktionsteigerung der Zelle und damit zu einer Hyperthyreose führen.

> So finden sich bei etwa 50-70 % autonomer Adenome der Schilddrüse (sog. toxische Adenome) Mutationen im TSH-Rezeptor oder im Signalprotein $G_s\alpha$.

Diese Mutationen sind Ursache der zellulären Überfunktion dieser Adenome und für die Entwicklung der klinischen Hyperthyreose verantwortlich. Über eine Steigerung der Synthese von

Wachstumsfaktoren, z.B. des insulinähnlichen Wachstumsfaktors IGF-1 und möglicherweise auch durch eine gesteigerte Synthese von Wachstumsfaktoren aufgrund einer Iodverarmung der Zelle bei Überfunktion (vermehrter Iodidbedarf für die Hormonsynthese), führen diese Mutationen sekundär zu einer Wachstumsstimulation der genetisch veränderten Zelle.

Die gleichen Mutationen finden sich auch in hyperthyreoten Knotenstrumen. Ob auch der disseminierten Autonomie, einer diffusen Form einer Autonomie ohne Nachweis von Knoten, die gleichen genetischen Veränderungen zugrunde liegen, ist noch unbekannt.

2.3.2. Hyperplastische Schilddrüsenknoten als Ursache der Hyperthyreose

Neben den autonomen Adenomen und hyperthyreoten Knoten in einer Knotenstruma, die wie oben beschrieben, häufig Mutationen im TSH-Rezeptor oder im $G_s\alpha$-Genrezeptor aufweisen, sind in einer Knotenstruma auch hyperplastische Knoten nachweisbar, die ebenfalls Ursache einer Hyperthyreose sein können. Im Gegensatz zu den Knoten, die TSH-Rezeptor- oder $G_s\alpha$-Genmutationen aufweisen, sind diese hyperplastischen Knoten meist polyklonal, d.h. aus Zellen unterschiedlicher Herkunft aufgebaut. Hyperplastische Knoten können eine normale, verminderte oder gesteigerte Funktion aufweisen, d.h. Wachstum und Funktion einzelner Zellen bzw. einzelner Zellverbände entsprechen einander nicht.

> Die Ursache der Hyperthyreose dieser polyklonalen Knoten liegt entweder im Überwiegen von Zellen mit einer Überfunktion oder aber in einer großen Anzahl von Zellen mit normaler Zellfunktion, die in der Summe zu einer vermehrten Produktion von Schilddrüsenhormonen führen.

Weder die szintigraphische Untersuchung der Schilddrüse noch die histologische Analyse können zwischen einer monoklonalen und polyklonalen Autonomie der Schilddrüse unterscheiden. Dies ist nur durch eine molekularbiologische Klonalitätsanalyse möglich. Durch die histologische Analyse ist es allerdings möglich, ein Adenom aufgrund seiner relativ homogenen Morphologie und einer das Adenom gegenüber der Umgebung abgrenzenden Kapsel von einem hyperplastischen Knoten zu unterscheiden.

Der klinische Begriff des "autonomen Adenoms" als nuklearmedizinischer Terminus besagt allerdings nicht, daß es sich bei dem dargestellten Knoten um ein Adenom im histologischen Sinne handeln muß; auch ein polyklonaler Knoten kann sich szintigraphisch als sog. autonomes Adenom darstellen.

2.4. Thyreoiditis de Quervain

Bei einer öfter auch nach Virusinfekten auftretenden subakuten Thyreoiditis de Quervain, die durch eine lokale schmerzhafte Entzündung (sichere ätiopathogenetische Klärung steht bis heute aus) charakterisiert ist, kommt es aufgrund einer zellulären Destruktion zu einer Ausschleusung von Schilddrüsenhormonen aus den Schilddrüsenfollikeln und in der Folge zu einer passageren Hyperthyreose über Tage bis Wochen, die nur symptomatisch, nicht jedoch thyreostatisch behandelt werden kann. Mit Abklingen der Entzündung stellt sich meist wieder eine Euthyreose, selten auch einmal eine Hypothyreose ein.

2.5. HCG-induzierte Hyperthyreose

Durch das in der Plazenta gebildete humane Choriongonadotropin, das mit TSH um die Bindung an den TSH-Rezeptor konkurriert und den TSH-Rezeptor stimuliert, entwickelt sich bei etwa 5 % aller Schwangerschaften eine HCG-induzierte Hyperthyreose. Nach der 12. Schwangerschaftswoche kommt es durch Sinken der HCG-Produktion spontan zur Rückbildung der Hyperthyreose. Bei persistierender Hyperthyreose muss an eine Throphoblastenerkrankung gedacht werden.

2.6. Hyperthyreosis factitia und iodinduzierte Hyperthyreose

Die **Hyperthyreosis factitia** ist auf eine inadäquate Hormongabe zurückzuführen. Ursächlich kommt eine Überdosierung der Hormontherapie im Rahmen einer Strumatherapie oder einer Hypothyreose in Frage, oder eine relative Überdosierung bei einer sich entwickelnden Hyperthyreose bzw. einem Hyperthyreose-Rezidiv.

Die **iodinduzierte Hyperthyreose** ist ätiopathogenetisch kein eigenes Krankheitsbild. Zugrunde liegt dieser Überfunktion eine bereits bestehende Thyreopathie mit meist latenter Hyperthyreose, in der Mehrzahl der Fälle eine Schilddrüsenautonomie, etwas seltener ein Morbus Basedow. Bei exzessiver Iodaufnahme, z.B. nach Applikation iodhaltiger Kontrastmittel (Iodidgehalt im Grammbereich) im Rahmen der Röntgendiagnostik, wird durch ein Substratüberangebot die zelluläre Funktion massiv gesteigert, so dass eine latente in eine (oft schwere) manifeste Hyperthyreose überführt werden kann. Auch das Antiarrhythmikum Amiodaron (z.B. Cordarex®), das zu 37,2 % aus Jodid besteht, kann eine jodinduzierte Hyperthyreose durch Steigerung der Schilddrüsenhormonsynthese induzieren (sog. Typ-1 der Amiodaron-induzierten Schilddrüsenfunktionsstörung).

2.7. Seltene Formen einer Hyperthyreose

Zu den seltenen Formen einer Hyperthyreose gehören die Krankheitsbilder, die mit einer inadäquaten TSH-Sekretion einhergehen (☞ Tab. 2.1). Zu ihnen zählen die TSH-produzierenden **Hypophysentumoren**, die meist eine nur mässige TSH-Erhöhung und eine relative Vermehrung der inaktiven α-Untereinheit (TSH ist aus einer α- und einer β-Untereinheit zusammengesetzt) aufweisen.

Bei der selektiven, **hypophysären Schilddrüsenhormonresisten**z findet sich eine periphere Hyperthyreose bei erhöhtem TSH (oder TSH im obersten Normbereich) und erhöhten Schilddrüsenhormonparametern. Ursächlich ist eine Störung des hypophysär-thyreoidalen Regelkreises durch einen genetischen Defekt im Schilddrüsenhormonrezeptor der Hypophyse. Zu den ebenfalls sehr seltenen Hyperthyreoseformen gehört die angeborene, autosomal-dominant vererbte Hyperthyreose, die bedingt ist durch **TSH-Rezeptor-Stammzellmutationen.** Eine Rarität ist die Entwicklung einer Hyperthyreose bei metastasierenden **Schilddrüsenkarzinomen** oder bei der **Struma ovarii.** Dabei handelt es sich um versprengtes Schilddrüsengewebe in einem Teratom oder einer Dermoidzyste in den Eierstöcken. Die meisten Patienten mit einer Struma ovarii weisen allerdings eine euthyreote Stoffwechsellage auf.

Literatur

1. Derwahl M. 1999 Mutationen im TSH-Rezeptor-Gen in der Pathogenese toxischer Schilddrüsenadenomen, toxischer Knotenstrumen und der autosomal-dominanten Hyperthyreose. Z Ärztl Fortbild Qualitatssich 93 Suppl. 1:25-28.

2. Derwahl M, Broecker M, Kraiem Z. 1999 Thyrotropin may not be the dominant growth factor in benign and malignant thyroid tumors. J Clin Endocrinol Metab 84:829-834.

3. Derwahl M, Studer H. 1998 Pathogenesis and treatment of multinodular goiter. In: Fagin JA, ed. Thyroid Cancer. Boston: Kluwer Academic Publishers; 155-186.

4. Derwahl M. 1998 Von der diffusen Struma zur Knotenstruma. Internist 39:577-583.

5. Derwahl M, Manole D, Sobke A, Broecker M. 1998 Pathogenesis of toxic thyroid adenomas and nodules:relevance of activating mutations in the TSH-receptor and Gs-alpha gene, the possible role of iodine deficiency and secondary and TSH-independent molecular mechanisms. Exp Clin Endocrinol Diabetes 106:6-9.

6. Derwahl M. 1996 Molecular aspects of the pathogenesis of nodular goiters, thyroid nodules and adenomas. Exp Clin Endocrinol Diabetes 104:32-35.

7. Derwahl M, Hammacher C, Russo D, et al. 1996 Constitutive activation of Gs alpha protein-adenylate cyclase pathway may not be sufficient to generate toxic thyroid adenomas. J Clin Endocrinol Metab 81:1898-1904.

8. Derwahl M. 1996 TSH receptor and Gs-alpha gene mutations in the pathogenesis of toxic thyroid adenomas - a note of caution. J Clin Endocrinol Metab 81:2783-2785.

9. Feldt-Rasmussen U, Rasmussen AK, Zimmermann-Belsing T, Hartoft-Nielsen ML. 1999 Pathogenetic and clinical aspects of Graves` disease. Exp Clin Endocrinol Diabetes 107:71-74.

10. Felz M, Stein PP. 1999 The many "faces" of Graves disease. Postgrad Med. 106:57-64.

11. Orgiazzi J. 1999 The spectrum of autoimmune thyroid diseases. Ann Med Interne 150:294-300.

12. Studer H, Derwahl M. 1995 Mechanism of nonneoplastic endocrine hyperplasia - a changing concept: a review focused on the thyroid gland. Endocr Rev 16:411-426.

Klinik und Diagnostik der Hyperthyreosen

3. Klinik und Diagnostik der Hyperthyreosen

3.1. Klinisches Bild

Unabhängig von der Krankheitsursache ist die hyperthyreote Symptomatik prinzipiell gleich. Der Schilddrüsenhormonexzeß führt zu einer unterschiedlichen Beeinflussung aller Organsysteme und damit zu einem komplexen Krankheitsgeschehen mit einem weiten Symptomspektrum. Die jeweilige Grundkrankheit ruft darüber hinaus zusätzliche Erscheinungen hervor, die oft ihre Differenzierung erlauben.

Es entsteht ein sehr variables Krankheitsbild, ein für die Hyperthyreose pathognomonisches Symptom gibt es nicht (☞ Tab. 3.1.).

Symptome, die für eine Hyperthyreose sprechen
• Warme, heiße, oft feuchte Hände • Wärmeintoleranz • Schwitzen, Durst • Dauertachykardie (auch im Schlaf), Arrhythmie (Vorhofflimmern) • Gewichtsabnahme bei gutem Appetit • > 50 mm Hg erhöhte Blutdruckamplitude • Diffuses Schwirren über der Schilddrüse • Gesteigerte Erregbarkeit, feinschlägiger Fingertremor • Nachlassen der Leistungsfähigkeit (körperlich, geistig) • Durchfälle, häufige Stuhlentleerungen
Symptome, die gegen eine Hyperthyreose sprechen
• Normale Herzfrequenz • Respiratorische Arrhythmie • Feuchte und kühle Hände, Akrozyanose, Cutis marmorata • Neigung zum Frieren, sehr gute Wärmetoleranz • Hypotonie, Orthostaseneigung

Tab. 3.1: Wichtige Symptome, die für oder gegen eine Hyperthyreose sprechen; Cave: Symptomatik der Altershyperthyreose atypisch.

Die Abgrenzung zu vegetativen Beschwerden kann klinisch Schwierigkeiten bereiten. Hilfreich sind daher auch Symptome, die gegen eine Überfunktion sprechen. Es gilt auch zu beachten, daß Hyperthyreose-Patienten zur Dissimulation neigen.

Aus der Anamnese ist oft eine familiäre Häufung von Schilddrüsenerkrankungen ersichtlich. Wichtig ist die Frage nach einer Iodexposition (typisch: Intervall von 3-6 Wochen nach Iodexposition). Eine sorgfältige Registrierung von Medikamenten (Östrogene, "Pille", Betarezeptoren-Blocker, Amiodaron) ist zur Vermeidung von Fehlinterpretationen der Ergebnisse der Hormonbestimmungen von großer Bedeutung. Eine Gravidität sollte beachtet bzw. ausgeschlossen werde (letzte Regel? ggf. HCG-Bestimmung).

Meist führen

- Unruhe
- erhöhte Reizbarkeit
- Konzentrationsschwäche
- Schlafstörungen, Zittern ("ich zittere am ganzen Körper")
- Gewichtsverlust (bei gutem Appetit)
- Schwitzen
- Wärmeunverträglichkeit
- Haarausfall und/oder
- Herzbeschwerden ("Herzrasen", "Herzstolpern")

zum Arzt. Unangenehm wird das Schlagen des Pulses "überall im Körper" oder "im Hals und Kopf" empfunden. Manchmal sind ein Strumawachstum oder das Auftreten von Augensymptomen Anlaß für einen Arztbesuch. Das gleichzeitige Vorkommen von Tachykardie, Exophthalmus und Struma wird mit der historischen Bezeichnung "Merseburger Trias" belegt (1840 von Carl Adolph v. Basedow in Merseburg beschriebenen).

▶ **Herz-Kreislauf-System:** Wichtig ist die konstante Tachykardie (auch im Schlaf). Oft besteht ein erhöhter Blutdruck mit erhöhter Amplitude. Besonders bei älteren Patienten und vorgeschädigtem Herz finden sich eine meist tachykarde absolute Arrhythmie und eine Neigung zur Herzinsuffizienz (Thyreokardiopathie). Die Glykosidempfindlichkeit ist verringert. Eine therapierefraktäre Tachykardie sollte immer an eine Hyperthyreose denken lassen. Die Dyspnoe kann kardial oder mechanisch (Kropf) bedingt sein. Auch die Myopathie der Atemmuskulatur kommt als Ursache in Frage. Eine Tachypnoe ist bei schweren Formen typisch. Bei Basedow-Patienten findet sich in 40 %, bei Autonomien in <10 % ein Mitralklappenprolaps (wahrscheinlich eine weitere assoziierte autoimmune Erkrankung). Leichte Knöchel- oder Unterschenkelödeme sind nicht selten.

- **Haut:** Die Haut ist warm, samtartig weich und feucht. Nur bei kardialer Insuffizienz und älteren Patienten kann sie ausnahmsweise kühl sein. Die Patienten schwitzen leicht und bevorzugen kühlere Räume. Sie neigen dazu, sich leicht zu kleiden bzw. schlafen nur leicht bedeckt. Hyperpigmentationen und beim Morbus Basedow Vitiligo (autoimmune Genese) sind möglich. Das Kopfhaar ist seidenweich (Frisur sitzt nicht), fällt oft aus, und die Nägel werden brüchig. Auch eine rezidivierende Urtikaria kann Folge einer Hyperthyreose sein. Beim Morbus Basedow kann bei ca. 3 % der Fälle ein prätibiales Myxödem vorkommen.
- **Gastrointestinaltrakt:** Die Darmmotilität ist erhöht, und es besteht eine Neigung zu Durchfällen oder häufigen Stuhlentleerungen. An der Leber können leichte reaktive Parenchymläsionen auftreten, die diskrete Enzymerhöhungen bewirken können, während schwere Leberschäden heute sehr selten sind. Uncharakteristische Oberbauchbeschwerden lassen öfter eine Gallenerkrankung vermuten. Eine Cholestase ist möglich.
- **Muskulatur und Skelett:** Der Knochenumbau ist beschleunigt und es kann zu einem mäßigen Knochenmasseverlust kommen (Osteoporose), der nach Therapie in der Regel wieder ausgeglichen wird. Die Kalziumausscheidung im Urin ist häufig erhöht, eine Hyperkalzämie hingegen selten. Die Aktivität der ossären alkalischen Phosphatase wird meist erhöht gefunden. Beim Morbus Basedow findet sich selten eine keulenförmige Auftreibung der Finger- oder Zehenendglieder (Akropachie), wesentlich häufiger sind Gelenkbeschwerden, insbesondere im Sinne einer Periarthritis humeroscapularis oder einer Epicondylitis ulnaris. Bei Kindern sind eine Akzeleration des Wachstums und der Knochenreifung sowie ein vorzeitiger Schluß der Schädelnähte möglich (Kraniosynostose). Die Sehnenreflexe sind beschleunigt. Die hyperthyreote Myopathie kann zur hochgradigen Muskelschwäche führen und mit schmerzhaftem Spannungsgefühl einher gehen. Muskelatrophien sind bei schweren Hyperthyreosen sehr häufig nachweisbar, während periodische Paralysen nur selten beschrieben wurden. Diese Symptome können Vorläufer einer Krise sein.
- **Blutbildendes System:** Die Hyperthyreose kann zu einer leichten Anämie und zur erhöhten Gefäßfragilität führen. Zeichen des Immunprozesses bei Morbus Basedow ist die Aktivierung des lymphatischen Systems. Häufig ist eine Lymphozytose, während Lymphknotenschwellungen, eine Vergrößerung von Milz und Thymus selten klinisch gefunden werden. Die Granulozyten bewegen sich oft im unteren Normbereich. Autoimmunhyperthyreose und Morbus Biermer (autoimmune Genese) können gemeinsam auftreten.
- **Endokrinium und Stoffwechsel:** Eine Verminderung von Libido und Potenz ist häufig anzutreffen, bei Männern ist gelegentlich eine Gynäkomastie nachweisbar. Menstruationsstörungen kommen vor, die Konzeptionsfähigkeit ist herabgesetzt. Die Hyperthyreose kann sich zwar in der Schwangerschaft manifestieren bzw. intensivieren, in der Regel hat aber die Gravidität einen mitigierenden Effekt auf das Krankheitsbild. Bei unzureichender Behandlung drohen Aborte, Früh- und Totgeburten. Mißbildungen werden der Hyperthyreose angelastet. Eine Krise kann unter der Geburt ausgelöst werden. Seltene neonatale Hyperthyreosen sind zu beachten (Antikörpertransfer). Postpartal kann sich die Hyperthyreose wieder verschlechtern oder primär manifestieren. Der Morbus Basedow kann mit einem Morbus Addison oder einem Diabetes mellitus Typ I kombiniert vorkommen (Polyglanduläres Autoimmunsyndrom). Es kann sich ein Diabetes manifestieren, nicht selten erhöht sich der Insulinbedarf. Der Gewichtsverlust ist durch Wasser- (Durstgefühl) und Eiweißverlust (Katabolismus) sowie Fettabbau (Lipolyse) bedingt. Der Cholesterinspiegel ist niedrig. Manche Krank-

heitserscheinungen und Stoffwechseleffekte finden ihre Erklärung in der permissiven Wirkung der Schilddrüsenhormone auf die Katecholamine.

- **Nervensystem:** Unruhe, unmotivierte Bewegungen, feinschlägiger Tremor, Reflexsteigerung und Schlafstörungen sind häufig. Die Kranken sind ruhe- und rastlos. Die Erregbarkeit kann sich zu deliranten, psychotischen Zuständen steigern. Seltener sind apathische Verläufe (bei älteren Patienten beachten). Bei der Krise kommt es zur höchsten Agitation und schließlich zum Koma. Präexistente Krampfleiden können sich verschlechtern.
- **Struma:** Sie ist hinsichtlich der Funktionsdiagnostik ohne Wert. Eine Struma läßt aber bei entsprechender Symptomatik eher einmal an eine Hyperthyreose denken, andererseits fehlt die Struma bei ca. 10-20 % der Hyperthyreosen. Beim Morbus Basedow findet sich über der Struma ein deutliches Gefäßschwirren, es ist tast- und auskultierbar. Wichtig sind die Strumaanamnese (Kropfalter), Größe und Beschaffenheit besonders bei fehlender Augensymptomatik im Hinblick auf die Erkennung der Grundkrankheit. Beschwerden sind im Zusammenhang mit dem Lokalbefund selten. Es können sich Druck- und Kloßgefühl, Mißempfindungen beim Tragen enger Kragen, Schluckbeschwerden, Luftnot bei Belastung oder bei bestimmter Kopfhaltung finden. Das Globusgefühl ist harmlos und steht meist nicht im Zusammenhang mit der Schilddrüsengröße. Auch bei großen Kröpfen besteht überraschenderweise oft keine besondere Symptomatik. Es können jedoch, insbesondere bei retrosternaler Ausdehnung, lokale Komplikationen verursacht werden. Verlagerungen und Einengungen der Trachea (Säbelscheidentrachea, Gefahr der Tracheomalazie) können Stridor und Dyspnoe bewirken. Die chronische Belastung der Atmung und die Kompression der Blutausstrombahn belasten das Herz. Verdrängungen des Oesophagus sind zwar häufig, Passagestörungen jedoch sehr selten. Heiserkeit weist auf eine Irritation des N.recurrens hin.
- **Augen:** Zur Hyperthyreose gehören nur nichtinfiltrative Augensymptome wie die Zeichen nach Dalrymple (Oberlidretraktion), Graefe (Zurückbleiben des Oberlids bei Abblick) und Stellwag (seltener Lidschlag) sowie die weite Lidspalte und das Glanzauge. Dadurch kommt es oft zu dem typischen Gesichtsausdruck ("Erschrockenheit", "Gespanntheit"). Infiltrative Zeichen hingegen wie Lidödeme, Exophthalmus und Augenmuskelbeteiligung (Motilitätsstörungen, Diplopie) sind Ausdruck der extrathyreoidalen Manifestation der zugrundeliegenden Autoimmunprozesse, sie gehören zum Bild des Morbus Basedow (☞ Tab. 3.2.). Gelegentlich ist die Augensymptomatik asymmetrisch. Die Autoimmunorbitopathie kann fehlen oder sich zu jedem Zeitpunkt entwickeln. Ihr Verhalten steht nicht im Zusammenhang mit dem Schweregrad oder den speziellen Therapiemaßnahmen bei der Basedow-Hyperthyreose.

  Eine endokrine Orbitopathie (Lidödeme, Exophthalmus, Augenmuskelparesen) ist kein Hyperthyreosezeichen. Die Augensymptome können auch mit einer Euthyreose (selten Hypothyreose) einhergehen. Sie lenken aber oft den Verdacht auf eine Hyperthyreose. Bei Sicherung der Hyperthyreose belegen sie die Autoimmungenese.

Grad	Symptome
0	Keine Symptome
I	Nichtinfiltrative Zeichen: Oberlidretraktion (Dalrymplesches Zeichen)
II	Bindegewebsbeteiligung: Lidschwellung, Chemosis, Tränenträufeln
III	Ein- oder beidseitiger Exophthalmus
IV	Augenmuskelfunktionsstörungen: Motilitätsstörungen, meist mit Doppelbildern
V	Korneabeteiligung (meist Lagophthalmus, Trübungen, Ulzerationen)
VI	Visuseinschränkungen bis Sehverlust: Beteiligung des Nervus opticus

Tab. 3.2: Schweregrade der endokrinen Orbitopathie (NOSPECS); Anmerkung: Symptome geringeren Schweregrades können in der gewählten Gruppe mitenthalten sein oder fehlen. So sind z.B. Motilitätsstörungen auch ohne Exophthalmus möglich. Nachteile: Die Stadien lassen keine Aktivitätseinstufung zu und berücksichtigen nicht die Ergebnisse moderner Untersuchungsmethoden.

▶ **Höheres Lebensalter:** Im höheren Lebensalter bietet die Hyperthyreose oft diagnostische Probleme, da sie häufig maskiert und oligosymptomatisch verläuft. Die Kopplung mit anderen Organerkrankungen bringt zusätzliche Schwierigkeiten, und verschiedene Hyperthyreosezeichen werden eher dem Alter angelastet, als daß sie an eine Hyperthyreose denken lassen. Manche typischen Zeichen treten zurück, und des öfteren sind atypische Verhältnisse zu beobachten. So fehlen oft Symptome wie guter Appetit, Wärmeintoleranz und vermehrte Perspiratio. Dagegen sind

- Gewichtsverlust bei Inappetenz (Tumorverdacht)
- unklare abdominelle Beschwerden
- Adynamie
- verminderte körperliche Belastbarkeit (Erschöpfung)
- Belastungsdyspnoe
- Antriebsarmut
- allgemeine Hinfälligkeit
- Apathie
- Tremor
- Depression
- Verwirrtheit
- besonders häufig kardiovaskuläre Erscheinungen (Rhythmusstörungen, Herzinsuffizienz)

von besonderem Gewicht. Durch Begleiterkrankungen und Fehldiagnosen werden oft diagnostische und therapeutische Iodbelastungen veranlaßt, so daß eine Krise ausgelöst werden kann.

> Das typische am klinischen Bild der Hyperthyreose bei älteren Patienten ist die untypische Ausprägung.

Deshalb sollte bei älteren Patienten häufiger an eine Hyperthyreose gedacht werden. Bei der Hormondiagnostik muß berücksichtigt werden, daß die oberen Referenzgrenzen für Schilddrüsenhormone bei > 60jährigen um etwa 20 % niedriger veranschlagt werden müssen. Damit können Werte im oberen Normbereich bei supprimiertem TSH einer behandlungsbedürftigen Hyperthyreose entsprechen. Die T3-Werte können durch verminderte Nahrungsaufnahme oder schwere Begleiterkrankungen zusätzlich eine Tendenz zur Erniedrigung zeigen (Low-T3-Syndrom). Weiter erschwert wird die Diagnostik dadurch, daß der TSH-Wert altersbedingt niedrig sein kann. Gelegentlich findet sich eine T4-Hyperthyreose (Konversionsschwäche, Iodbelastung). Häufigste Ursache der Altershyperthyreose ist eine funktionelle Autonomie.

▶ **Differentialdiagnose der Hyperthyreose:** Klinisch abzugrenzen sind andere Erkrankungen mit ähnlicher Symptomatik

- Neurosen
- Hypertonie (essentielle juvenile Formen mit ausgeprägten vegetativen Zeichen; Phäochromozytom)
- Klimakterisches Syndrom
- Alkoholabusus
- Myasthenia gravis
- Diabetes mellitus
- konsumierende Erkrankungen (Tumorverdacht)
- bei maskierten, organbetonten Manifestationen der Hyperthyreose (alte Patienten!) die entsprechenden Organerkrankungen (z.B. bei Rhythmusstörungen, Diarrhoe, Parkinson-Syndrom, psychischen Erscheinungen etc.).

3.2. Spezielle Diagnostik

3.2.1. Funktionsdiagnostik

Bezüglich des wesentlichen Beitrages der spezifischen nuklearmedizinischen Diagnostik für den Nachweis einer Autonomie und die Differentialdiagnostik der Hyperthyreosen sei an dieser Stelle auf die einschlägige Literatur verwiesen. Hier soll nur die In-vitro-Diagnostik besprochen werden.

> Voraussetzungen für die Interpretation von Hormonwerten sind:
> - gezielte Fragestellung
> - Laborspezifische Referenzberreiche
> - Kenntnis von Begleiterkrankungen, Medikamenteneinnahmen, Labormethoden und deren Störmöglichkeiten

Gesamthyroxin (TT4)- und Gesamttriiodthyroninbestimmungen (TT3) werden durch Änderungen der Transportproteinspiegel und der Bin-

TT4 und TT3 erhöht	TT4 und TT3 erniedrigt
• Neugeborenenphase	• Eiweißverluste (renal, gastrointestinal)
• Östrogene, Schwangerschaft, Postpartalphase, östrogenhaltige Kontrazeptiva, Östrogentherapie	• Katabole Stoffwechsellage, schwere Allgemeinerkrankungen, Fasten
• akute Hepatitis	• dekompensierte Leberzirrhose
• akuter Schub einer chronischen Hepatitis	• Chirurgische Eingriffe
• kompensierte Leberzirrhose	• Androgene, Antiöstrogene
• akute intermittierende Porphyrie	• genetisch bedingter TBG- Mangel
• Akromegalie	• Medikamente: Azetylsalizylsäure, Sulfonamide, Cumarine, Heparin, Glukokortikoide, Furosemid, Diazepam
• genetisch bedingter TBG-Exzeß	

Tab. 3.3: Störungen der Gesamthormonbestimmungen (TT4 stärker als TT3) durch Beeinflussung der Hormonbindung an Transportproteine.

dungsverhältnisse gestört (☞ Tab. 3.3) Die freien Hormonkonzentrationen werden dadurch nicht oder nur geringfügig verändert. Da nur die freien Hormone wirksam sind und damit die Funktionslage reflektieren, ist der Bestimmung der freien Schilddrüsenhormone der Vorzug zu geben.

• Hunger und Fasten, Diabetes mellitus, Anorexia nervosa
• Schwere nichtthyreoidale Erkrankung (NTI-Syndrom): Sepsis, Tumorleiden, Verbrennungen, Herzinfarkt, Leberzirrhose, Niereninsuffizienz
• Operationen
• Medikamente: - Glukokortikoide, Propranolol, Cumarine, iodhaltige Röntgenkontrastmittel, Amiodaron - Neugeborenenphase, hohes Alter - Schwere körperliche Arbeit, Hitzeeinwirkung

Tab. 3.4: Ursachen eines Low-T3-Syndroms (in schweren Fällen auch Low-T3/T4-Syndrom möglich).

TT3 und FT3 sind stärker als die T4-Werte zusätzlichen Störeinflüssen unterworfen (☞ Tab. 3.3, Tab. 3.4 und Tab. 3.5), so daß T3-Werte besonders kritisch interpretiert werden müssen. Im Kindesalter entfallen die meisten Störeinflüsse, so daß Gesamthormonbestimmungen aussagekräftig sind (Cave: besondere Referenzbereiche in der Neugeborenenperiode). Störungen der freien Hormone (FT3, FT4) durch extrathyreoidale Einflüsse sind gleichfalls vielfältig möglich (☞ Tab. 3.5).

Erhöhte bzw. relativ hohe Werte finden sich:
FT4: T4-Therapie, Heparin, Amiodaron, Furosemid, Salicylate, Heroin, Methadon, Antikörper gegen T4 **FT3:** T3-Therapie, Heparin, Salicylate, Furosemid, nichtsteroidale Antirheumatika, Ketoazidose, Infusion von Fettemulsionen, Antikörper gegen T3.
Erniedrigte bzw. relativ niedrige Werte finden sich:
FT4: NTI-Syndrom, Gravidität 3.Trimester, Glukokortikoide, Diphenylhydantoin, Fenclophenac, Rifampicin, T3-Therapie **FT3:** außer T3-Therapie wie FT4, ferner: Amiodaron

Tab. 3.5: Wichtige Störeinflüsse, die die Konzentrationen der freien Schilddrüsenhormone beeinflussen können (K.J. Schmidt, in: W.Meng, 1992, K.W.Wenzel, 1995).

Die Auswirkungen der Störeinflüsse kommen bei den verschiedenen Methoden unterschiedlich stark (z.T. gegensätzlich) zum Ausdruck. Faktoren, die die Aussagekraft der TSH-Werte beeinträchtigen können, sind in Tabelle 3.6 wiedergegeben. Grundsätzlich gilt daher, daß bei Interpretationsproblemen und Diskrepanzen zwischen klinischem Bild und Laborwerten derartige Störungen ausgeschlossen werden müssen - eine Rücksprache mit dem Laborarzt ist zu empfehlen.

> Die Basisdiagnostik zum Ausschluß oder Nachweis einer Hyperthyreose ist die TSH-Bestimmung (☞ Tab. 3.7 und Tab. 3.8.).

Hemmung:
• Alter • Mangelernährung, schwere Allgemeinerkrankungen (NTI-Syndrom), Anorexia nervosa • Hyperkaliämie • Hyper- und Hypokortisolismus • Hyperlipidämie • Medikamente: Dopaminagonisten, Somatostatin, Kalziumantagonisten, Glukokortikoide, Diphenylhydantoin, Salizylate, Heparin
Stimulation:
• Rekonvaleszenz • Hypokalzämie • Dopaminantagonisten (Metoclopramid)
Unterschiedlich:
• Amiodaron • Furosemid • Hypothalamo-hypophysäre Störungen

Tab. 3.6: Beeinflussung der TSH-Inkretion und des TRH-Testes (W.Meng, 1997, D.Reinwein und G.Benker, 1992, K.W.Wenzel, 1995).

Ein normaler TSH-Spiegel schließt eine Hyperthyreose sicher aus. Ausnahmen sind nur die sehr seltenen TSH-induzierten Hyperthyreosen bei zentraler Schilddrüsenhormonresistenz und TSH-produzierendem Hypophysentumor.

Bei Hyperthyreose ist ein vollständig supprimiertes, d.h. nicht meßbares TSH zu erwarten (in der Regel < 0,01 mU/l).

> Die TSH-Suppression kann allerdings auch andere Ursachen haben. Insofern ist der Nachweis einer Hyperthyreose erst durch erhöhte FT4- und/oder T3-Spiegel zu erbringen.

Es sollten in der Primärdiagnostik beide Schilddrüsenhormone bestimmt werden, da sie auch als Basis für die Verlaufsbeobachtung dienen und da in 10-20 % der Fälle T3-Hyperthyreosen (T3 erhöht, T4 normal) und selten auch T4-Hyperthyreosen (nur T4 erhöht) beobachtet werden. Zum Ausschluß von Störeinflüssen - besonders auf die Bindungsverhältnisse (z.B. Östrogene, "Pille") - sollte die Bestimmung des freien T4 (FT4) bevorzugt werden. Der theoretische Vorteil der FT3- gegenüber der TT3-Bestimmung ist in der Praxis noch nicht so deutlich, zumal die FT3-Bestimmung methodisch nicht die Stabilität und Sicherheit der FT4-Bestimmung erreicht. Daher ist die methodisch sichere TT3-Messung noch weit verbreitet und in der Praxis nach wie vor ausreichend.

Fallen die Schilddrüsenhormonbestimmungen bei supprimiertem TSH normal aus, handelt es sich um eine latente Hyperthyreose. Diese Hormonkonstellation kann einerseits verschiedene Ursachen haben und muß nicht zwangsläufig thyreogener Natur sein und sie führt bei einer thyreogenen Ursache nicht schicksalhaft zu einer klinisch manifesten Hyperthyreose.

Bei TSH-Werten im sog. "Graubereich" zwischen > 0,05 und 0,4 mU/l liegt strenggenommen noch eine Euthyreose vor, so daß keine zwingende Indi-

Test	Normgrenzen [1,2]	"Misch-"Hyperthyreose	T3-Hyperthyreose	T4-Hyperthyreose
TT4	60-180 nmol/l	↑	n	↑
FT4	10-25 pmol/l	↑	n	↑
TT3	1,2-3,0 nmol/l	↑	↑	n
FT3	3,0-6,0 pmol/l	↑	↑	n
TSH	0,4-4,0 mU/l	↓	↓	↓
TRH-Test	delta-TSH 2-25 mU/l	negativ	negativ	negativ

Tab. 3.7: Hormonbestimmungen bei Schilddrüsenerkrankungen; [1]methodisch bedingte Abweichungen der Normgrenzen sowie Besonderheiten in der Gravidität und im höheren Lebensalter beachten; [2]seltene Ausnahme: TSH-vermittelte Hyperthyreose (siehe Text); n = normal.

kation zur Schilddrüsenhormonbestimmung besteht. Da bei diesen Patienten jedoch nach Ausschluß extrathyreoidaler Ursachen (☞ Tab. 3.6) von einem potentiell erhöhten Hyperthyreoserisiko ausgegangen werden muß, sind eine weiterführende Diagnostik - besonders zum Ausschluß einer Autonomie (u.a. quantitative Szintigraphie) – und Verlaufskontrollen sinnvoll. Der TRH-Test hingegen kann keine zusätzlichen Informationen beitragen, er bleibt Ausnahmesituationen vorbehalten.

Unspezifischen Parametern kommt in der Primärdiagnostik keine besondere diagnostische Bedeutung zu:

- verkürzte Achillessehnenreflexzeit
- erniedrigter Cholesterinspiegel
- in 50 % erhöhte alkalische Phosphatase (ossäres Isoenzym bei ca. 90 % erhöht)
- verkürzte QT-Zeit
- Erhöhung des SHBG (Sexualhormon-bindendes Globulin)
- erhöhte Aktivität des Converting-Enzyme

1. Anamnese, klinischer Befund
2. Ausschluß einer Hyperthyreose[2]: TSH
3. Nachweis einer Hyperthyreose: TSH, FT4 und T3 (oder FT3)
4. Differentialdiagnose der Hyperthyreoseursachen

Tab. 3.8: Diagnostisches Programm bei Hyperthyreose; [2]siehe Anmerkungen Tab. 3.7.

3.2.2. Lokalisationsdiagnostik

Die Untersuchung der Struma erfolgt einerseits hinsichtlich Größe und Beschaffenheit und andererseits unter dem Aspekt, die Hyperthyreoseursache abzuklären. Jede Struma wird beurteilt nach:

- Lage
- Größe
- Beschaffenheit (diffus, Knoten, Konsistenz, Schwirren)
- Verschieblichkeit (Haut, Umgebung, Schluckakt
- lokalen Komplikationen (Stridor, Heiserkeit, Tracheaverlagerung, Venenstauung)
- Druckschmerzhaftigkeit
- Lymphknoten
- Erst- oder Rezidivstruma

Die Sonographie ist immer einzusetzen.

Volumetrie und Echotextur sind auch für die Verlaufsbeobachtung von Nutzen. Bei sonographischen Herdbefunden und allen großen Strumen (> 50 ml) erfolgt eine Szintigraphie, während man bei kleinen, diffusen Basedow-Strumen auf eine Szintigraphie verzichten kann. Im Hinblick auf die hohe Prävalenz funktioneller Autonomien ist eine Szintigraphie auch bei Patienten > 40 Jahren sowie stets bei einem niedrigen TSH-Spiegel angezeigt. Bei großen Strumen und Atemstörungen (Stridor?) sind eine röntgenologische Tracheabeurteilung, eine Spirometrie und ggf. eine Laryngoskopie angebracht.

3.3. Differentialdiagnose der Hyperthyreoseursachen

Nach der Bestätigung der Diagnose "Hyperthyreose" ist eine ätiopathogenetische Zuordnung notwendig, da das therapeutische Vorgehen maßgeblich von der Art der Grunderkrankung bestimmt wird.

Über 95 % der Hyperthyreosen werden von einem Morbus Basedow oder einer funktionellen Autonomie verursacht.

Die Prävalenz der Autonomie korreliert mit der Prävalenz der Iodmangelstruma. Das Verhältnis beider Krankheiten liegt im mittleren Lebensabschnitt etwa bei 1:1, verschiebt sich aber mit zunehmendem Lebensalter zugunsten der Autonomie. Am wichtigsten ist die Differenzierung zwischen Morbus Basedow und funktioneller Autonomie. Dabei bietet die Erkennung uni- und multifokaler Autonomien keine besonderen Probleme, während die Abgrenzung der disseminierten Formen sich oft schwierig gestaltet und in manchen Fällen keine sichere Zuordnung getroffen werden kann (☞ Tab. 3.9). Schließlich können eine funktionelle Autonomie und ein Morbus Basedow gemeinsam auftreten (Marine-Lenhart-Syndrom).

Morbus Basedow:	Funktionelle Autonomie
• Es beweisen einen Morbus Basedow: - infiltrative Zeichen der endokrinen Orbitopathie (Autoimmunorbitopathie) - Dermatopathie (prätibiales Myxödem) • Es machen einen Morbus Basedow sehr wahrscheinlich: - Hohe Schilddrüsenantikörpertiter (insbesondere TSHR-Ak) - diffuse Echoarmut im Sonogramm • Es sprechen für einen Morbus Basedow: - Alter <50 Jahren - zügige Hyperthyreose-Manifestation, gleichzeitige Strumaentwicklung - diffuse, kleine bis mäßiggroße Struma, - Schwirren - homogene Nuklidspeicherung im Szintigramm - relativ hohe globale Nuklidaufnahme (TcTU)	• Es sichert eine Autonomie: - Szintigraphie (quantitative Auswertung) • Es sprechen für eine Autonomie: - Alter >50 Jahren - Strumaendemie - lange Strumaanamnese - uni-, multinodöse, große Struma - spontan: langsam einsetzende Hyperthyreose-Symptomatik (maskiert, oligosymptomatisch) - Hyperthyreose-Manifestation nach Iodexzeß (rasche Manifestation, Demaskierung), Fehlen infiltrativer Zeichen der endokrinen Orbitopathie (sowie einer Dermatopathie) - negative Antikörperbefunde - inhomogene Nuklidspeicherung im Szintigramm - relativ geringe globale Nuklidaufnahme (TcTU)

Tab. 3.9: Differenzierung zwischen Morbus Basedow und disseminierter Autonomie (W. Meng, 1992).

▶ Morbus Basedow:

Autoimmunorbitopathie (endokrine Orbitopathie) und Dermatopathie (prätibiales Myxödem) sind für einen Morbus Basedow beweisend. Sie kommen bei keiner anderen Hyperthyreoseform vor. In ca. 30 % fehlen beim Morbus Basedow die Augensymptome, woraus sich die Abgrenzungsschwierigkeiten gegenüber der disseminierten Autonomie ergeben können.

Als weitere Hinweise auf eine immunogene Hyperthyreose gelten das gleichzeitige Vorkommen anderer Autoimmunerkrankungen (Morbus Addison, Typ-I-Diabetes, Morbus Biermer), einer Lymphozytose, Bindegewebsbeteiligung (Gelenke) und der sehr seltenen Akropachie.

Beim Fehlen einer Augensymptomatik sind Antikörperbestimmungen erforderlich. Hohe Titer sprechen für einen Morbus Basedow, negative Befunde schließen die Diagnose nicht aus. Besonders TSH-Rezeptor-AK sind von krankheitsspezifischer Bedeutung (ca. 90 % positiv), obwohl die praktizierten Testsysteme auch blockierende Antikörper erfassen, wie sie z.B. bei der Hashimoto-Thyreoiditis und nach Radiojodtherapie eines Morbus Basedow vorkommen können. Da es sich bei den TSH-Rezeptor-AK um eine heterogene Antikörperfamilie mit unterschiedlicher funktioneller Potenz handelt und die Testsysteme lediglich die "Bindung an den TSH-Rezeptor" anzeigen, ist verständlich, daß die Höhe der Titer nicht mit der Aktivität der Erkrankung korrelieren muß. TPO-AK (ca. 80 % positiv) weisen eine geringere Spezifität als TSH-Rezeptor-AK auf. Bei einem positiven TSH-Rezeptor-AK-Befund kann auf die Bestimmung der TPO-AK verzichtet werden. Thyreoglobulin-AK sind nur selten isoliert erhöht, so daß man nur im Ausnahmefall auf sie zurück greift.

- Die diffuse Echoarmut im Sonogramm (70-80 % der Fälle)
- diffuse Hypervaskularisation (Farbdoppler: vaskuläres Inferno)
- die diffuse Speicherung im Szintigramm (mit relativ hohen Tc-Uptake-Werten (TcTU) mit oft deutlich abgrenzbarem Lobus pyramidalis)

sind wichtige Unterschiede zur Autonomie (Ausnahme: diffuse Speicherung bei der seltenen Autonomie aller Follikel).

▶ Funktionelle Autonomie:

Zeichen der endokrinen Orbitopathie und positive Antikörperbefunde gehören nicht zur Autonomie.

TSH-Rezeptor-AK sind daher in der Regel negativ. TPO-AK können in niedriger Frequenz und dann meist mit niedrigem Titer bei nodösen Strumen vorkommen. Es handelt sich um einen unspezifischen Befund bei meist perinodulären lymphozytären Reaktionen. Sonographisch stellen sich fokale Autonomien im typischem Fall (ca. 70 %) als echoarme "Knoten" dar, können aber zystisch verändert sein und zeigen in ca. 30 % ein echonormales bzw. echoreiches Bild. Der Rand ist oft gut durchblutet ("Halo", Farbdoppler). Bei multinodösen Strumen kann sich sonographisch ein buntes Bild ergeben. Die disseminierte Autonomie bietet kein besonders auffälligen sonographischen Befund. Der Beweis einer autonomen Funktion kann schließlich nur szintigraphisch erbracht werden.

Weitere Hilfsmittel zur Entscheidungsfindung sind

- Lebensalter
- Strumagröße
- Strumaalter
- Krankheitsdynamik
- Hinweise auf eine Iodkontamination

▶ Seltene Hyperthyreoseursachen

Bei einer **Thyreoiditis** kann durch Follikeldestruktion vorübergehend eine Hyperthyreose unterhalten werden (Leck-Hyperthyreose). So ist eine hyperthyreote Episode bei der Thyreoiditis de Quervain des öfteren nachweisbar, während eine Hyperthyreose im Initialstadium einer Hashimoto-Thyreoiditis eher selten beobachtet werden kann.

Hyperthyreosen auf dem Boden einer Struma ovarii (regionales Szintigramm) oder **paraneoplastische Formen** (Anamnese, HCG-Bestimmung) sind eine Rarität, ebenso **follikuläre Schilddrüsenkarzinome** mit Hyperthyreose. Eine passagere HCG-induzierte Hyperthyreose kann gelegentlich in der Frühschwangerschaft beobachtet werden (Hyperemesis gravidarum, HCG-Werte liegen über dem für die Schwangerschaft geltenden Bereich, echonormale Schilddrüse, Antikörper negativ). Außer den HCG-induzierten Formen gehen alle mit einer eingeschränkten Nuklidaufnahme der Schilddrüse einher. Das trifft auch für die anamnestisch erkennbare **Thyreotoxicosis factitia** zu, bei der zusätzlich der Thyreoglobulinspiegel erniedrigt ist.

Selten sind auch TSH-induzierte Formen. Sie fallen durch hochnormale oder leicht erhöhte TSH-Spiegel auf. Bei Verdacht auf einen hypophysären Prozeß ist eine komplette funktionelle Abklärung der Hypophyse sowie ein MRT erforderlich. Der Spiegel der TSH-alpha-Subeinheit ist im Verhältnis zum TSH sehr hoch (Quotient >1). Bei nicht tumorbedingter TSH-Überproduktion (zentrale Schilddrüsenhormonresistenz) liegt der Quotient meist unter 1. Eine Schilddrüsenhormonresistenz kann durch genetische Untersuchungen abgesichert werden (Mutation im TRβ1-Gen).

Die Amiodaron-induzierte Hyperthyreose

Diese Komplikation bereitet besondere diagnostische Probleme (☞ Tab. 3.10). Eine Therapie mit Amiodaron (Cordarex®) stellt eine erhebliche Iodbelastung dar. 200 mg Amiodaron enthalten 75 mg Iod, davon sind 6 mg verfügbar. Direkte Amiodaron-Wirkungen sind die Hemmung der T4/T3-Konversion, der rT3-Deiodierung und der zellulären T4-Aufnahme. Ferner werden die kardialen T3-Rezeptoren blockiert und die Zahl der ß-Rezeptoren vermindert. Zytotoxische Reaktionen an Thyreozyten sind experimentell belegt. Der TSH-suppressive Amiodaron-Effekt auf hypophysärer Ebene wird mit der engen strukturellen Verwandtschaft von Thyroxin und Amiodaron erklärt.

Trotz euthyreoter Stoffwechsellage kommt es unter Amiodaron in typischen Fällen zum T4-Anstieg und zum T3-Abfall. TSH steigt zunächst meist an, um sich nach ca. 3 Monaten zu normalisieren; es kann jedoch auch unter die Normgrenze abfallen. Damit wird die Schilddrüsenfunktionsdiagnostik erheblich erschwert, zumal die klinischen Erscheinungen bei den Herzpatienten oft nur schwer zugeordnet werden können. Das führt einerseits oft fälschlich zur Diagnose Hyperthyreose bei Amiodaron-behandelten Patienten. Andererseits ist das Überschreiten der Schwelle zur Hyperthyreose oft schwer erkennbar.

Funktionsstörungen können zu jeder Zeit auftreten, sie entwickeln sich häufig zügig. Für eine Hyperthyreose ist ein (plötzlicher) T3-Anstieg beweisend, aber auch T3-Spiegel im oberen Normbereich können einer hyperthyreoten Situation entsprechen (Klinik beachten, Dynamik der T3- und der T4-Spiegelbewegungen, besonders "sprunghafter Anstieg" von T3 und ggf. von T4 ist suspekt).

Methode	Typ-I	Typ-II
Präexistente Schilddrüsen-erkrankung*	ja	nein
Tc-Uptake	niedrig/normal/erhöht	supprimiert
Echogenität	vermindert/ Knoten	normal/gering vermindert
Perfusion (Doppler-Sonographie)	erhöht	niedrig
Antikörper	positiv bei M. Basedow	negativ
Interleukin 6-Spiegel	gering erhöht	stark erhöht

Tab. 3.10: Differentialdiagnose der Amiodaron-induzierten Hyperthyreose (W.Meng, 2000); *die Befunde sind durch die Art der präexistenten Erkrankung bestimmt.

Im Iodmangelgebiet - das trifft für Deutschland zu - entwickeln sich häufiger Hyperthyreosen (10-15 %) als Hypothyreosen (2-5 %). Bei präexistenter funktioneller Autonomie (seltener bei latentem Morbus Basedow) ist die Hyperthyreose meist Folge des Iodexzesses (Typ-I Hyperthyreose). Bei primär gesunden Schilddrüsen kann sich durch zytotoxische Reaktionen eine Thyreoiditis mit Hyperthyreose entwickeln ("Leck-Hyperthyreose", Typ-II). Die Differenzierung der Amiodaron-induzierten Hyperthyreoseformen gelingt nicht immer, zumal Mischformen möglich sind (☞ Tab. 3.10). Als besonders wertvolle und schnelle Entscheidungshilfe scheint die Dopplersonographie dienen zu können. Auch nach Absetzen von Amiodaron kann noch nach Monaten eine Hyperthyreose durch die "Entblockung" der T3-Rezeptoren manifest werden.

Literatur

1. Becker, W.: Nuklearmedizinische Verfahren in der Diagnostik von Schilddrüsenerkrankungen. Der Nuklearmediziner 18 (1995) 105-118

2. Hörmann, R.: Schilddrüsenerkrankungen. Blackwell Wissenschafts-Verlag, Berlin-Wien 1997

3. Klemenz, B., Wieler, H., Kaiser K.P.: Die Bedeutung der farbcodierten Doppler-Sonographie für die Differentialdiagnose nodulärer Schilddrüsenveränderungen. Nuklearmedizin 36 (1997) 245-249

4. Meng, W.: Schilddrüsenerkrankungen, 3.Auflg., Fischer, Jena -Stuttgart 1992

5. Meng, W.: Schildrüse. In: Meng,W., R.Ziegler (Hrsg.): Endokrinologie: Grundlagen-Klinik-Praxis, Fischer, Jena – Stuttgart- Lübeck – Ulm 1997

6. Meng, W.: Die Krankheiten der Schilddrüse. Grundlagen-Klinik-Praxis, Urban & Fischer, München-Jena 1999

7. Meng, W., Pinchera, A. (Hrsg.): Autoimmune Hyperthyreose, Blackwell Wissenschafts-Verlag Berlin-Wien 1998

8. Olbricht,Th.: Schilddrüsensonographie. Der Nuklearmediziner 18 (1995) 79-86

9. Pfannenstiel,P., Hotze, L-A., Saller B.: Schilddrüsenkrankheiten. Diagnose und Therapie, 3.Auflg. Berliner Medizinische Verlagsanstalten, Berlin 1997

10. Reiners, Chr., J.Sieper, G.Simons: Schilddrüsendiagnostik, Behringwerke AG 1994

11. Reinwein, D., G.Benker: Klinische Endokrinologie und Diabetologie, 2.Auflg., Schattauer, Stuttgart-New York 1992

12. Schumm-Draeger, P.-M.: Thyreoiditis. Internist 39 (1998) 594-598

13. Sektion Schilddrüse der Deutschen Gesellschaft für Endokrinologie: Diagnostik und Therapie von Schilddrüsenkrankheiten. Internist 38 (1997) 177-185 und 272-280

14. Wenzel, K.-W.: Schilddrüsenfunktionstests und Medikamente. Münch.Med.Wschr. 138 (1996) 658-661

15. Ziegler, R., C.R.Pickardt, R.-P.Willig (Hrsg.): Rationelle Diagnostik in der Endokrinologie, Thieme, Stuttgart-New York 1993, S.63-69

Therapiestrategien bei den Hyperthyreosen

4. Therapiestrategien bei den Hyperthyreosen

Das Therapieziel gilt für alle Hyperthyreoseformen gleichermaßen: Beseitigung der hyperthyreoten Stoffwechsellage und das Erreichen von stabiler, dauerhafter Euthyreose. Die Taktik zeigt zwangsläufig Unterschiede, weil sich die therapeutischen Bemühungen, soweit dies möglich ist, auf die Ursachenbeseitigung fokussieren.

4.1. Autoimmunhyperthyreose (Morbus Basedow)

Eine kausale Therapie des immunogenen Grundprozesses gibt es bis heute nicht. Die zur Verfügung stehenden Verfahren können lediglich symptomatisch den Hormonexzess, die Hyperthyreose, beherrschen und haben keinen Einfluß auf den natürlichen Verlauf der Erkrankung (☞ Abb. 4.1).

Therapieverfahren:
- Thyreostatische Therapie
- Radioiodtherapie
- Subtotale Thyreoidektomie

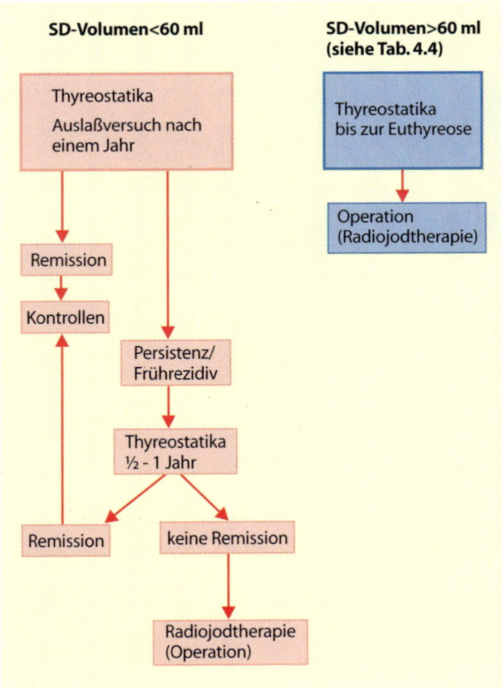

Abb. 4.1: Therapie der Autoimmunhyperthyreose (M. Basedow).

4.1.1. Thyreostatische Therapie

Der Morbus Basedow neigt prinzipiell zur Spontanremission der Autoimmunthyreopathie und damit zur Euthyreose. Es existieren keine verläßlichen **prädiktiven Marker** für die Voraussage des natürlichen Krankheitsverlaufes und den Eintritt einer Remission. Man kennt grob drei Verlaufsvarianten des Morbus Basedow:

- Ein- bis zweimaliger Schub mit vollständiger Remission
- Häufige Schübe mit unterschiedlich langen rezidivfreien Intervallen
- Persistierender oder rasch rezidivierender Verlauf

Im Durchschnitt rezidiviert die Autoimmunhyperthyreose nach suffizienter Therapie zu 50 %.

Aus der klinischen Erfahrung und aus zahlreichen Verlaufs- und Therapiestudien des Morbus Basedow gilt gegenwärtig eine thyreostatische Therapiedauer von 1-2 Jahren als optimal. Kürzere **Behandlungszeiten** als ein Jahr waren mit der Häufigkeit von Frührezidiven (Hyperthyreoserezidiv innerhalb eines Jahres nach Absetzen des Thyreostatikums) korreliert. Eine Dauer der Behandlung von mehr als zwei Jahren senkte nicht die Rezidivraten, weder die der Früh- noch die der Spätrezidive (5,10). Während man früher aufgrund von Indizien aus experimentellen In-vitro-Studien glaubte, mit höheren Thyreostatikadosen den intrathyreoidalen Immunprozeß (Lymphozyten) beeinflussen zu können, gilt diese Hypothese heute als widerlegt. Hohe Thyreostatikadosen haben keinen Einfluß auf Verlauf und Prognose des Morbus Basedow, steigern aber die Nebenwirkungsrate (5,8). Basedow-Patienten mit einem Lebensalter von mehr als 40 Jahren, mit einem Schilddrüsenvolumen unter 40 ml und TSH-R-AK-Titern unter 30 IE/l (Norm < 9 IE/l) scheinen nach thyreostatischer Therapie seltener zu rezidivieren (11).

Heute gilt in Deutschland, den meisten europäischen Ländern und in Japan die thyreostatische Therapie bei der Erstmanifestation einer Autoimmunhyperthyreose als Mittel der ersten Wahl (☞ Tab. 4.1). Man bevorzugt die niedrig dosierte **Monotherapie** mit einem Thioharnstoffderivat. Verfügbare Substanzen sind die Thionamide Thiamazol/Methimazol, Carbimazol und das Thiouracil Propylthiouracil (☞ Tab. 4.2). Carbimazol wird innerhalb von etwa 5 Minuten durch Abspaltung der Carbäthoxy-Gruppe enzymatisch zu Methimazol umgebaut. Carbimazol kann deshalb als Prodrug für Methimazol aufgefaßt werden, was in der Dosierung berücksichtigt werden muß. Das Äquivalenzdosisverhältnis von Carbimazol : Methimazol beträgt 3:2. Methimazol wird rasch und vollständig resorbiert und erreicht nach 24 Stunden im Schilddrüsengewebe pharmakologisch wirksame Spiegel.

Indikationen:
• Erstmanifestation und Rezidiv eines Morbus Basedow • Therapie der ersten Wahl im Kindesalter • Initialtherapie (Herstellen von Euthyreose) vor definitiver Therapie der Hyperthyreose bei nichtimmunogener Autonomie • Hyperthyreose in der Schwangerschaft (Kombination mit Levothyroxin streng verboten!) • Herstellen von Euthyreose bei geplanter Operation der Schilddrüse oder schilddrüsenferner Organe • Thyreotoxische Krise
Kontraindikationen:
• Bekannte schwerwiegende Thyreostatikaunverträglichkeit • Knochenmarkdepression • Cholestase • Floride Hepatitis • Hyperthyreote Episode bei de Quervain-Thyreoiditis
Keine oder nur bedingte Indikation zur Langzeittherapie:
• Mangelhafte Compliance • Sehr große und Knotenkröpfe mit mechanischen Komplikationen • Ältere Patienten • Nichtimmunogene Autonomie • Marine-Lenhart-Syndrom (Autoimmunhyperthyreose und nichtimmunogene Autonomie innerhalb derselben Schilddrüse)

Tab. 4.1: Thyreostatische Therapie.

Aufgrund der langen Gewebehalbwertszeit ist die einmal tägliche Gabe des Medikamentes ausreichend. Propylthiouracil hat eine kürzere Gewebehalbwertszeit und muß deshalb zweimal täglich appliziert werden.

Thionamide und Thiouracile sind **Iodisationshemmer.** Über eine dosisabhängige Minderung der Iodierung von Thyrosin erfolgt eine Bremsung der Schilddrüsenhormonsynthese im Thyreoglobulinverband. Die Abspaltung bereits präformierter Schilddrüsenhormone vom Thyreoglobulin (Schilddrüsenhormoninkretion) bleibt unbeeinflußt. Da Thionamide bzw. Thiouracile mit Iodid um die Schilddrüsenperoxydase konkurrieren, hängen die Initial- und Erhaltungsdosen vom Iodgehalt des Schilddrüsengewebes ab. Die Behandlung einer Hyperthyreose bei Iodmangel erfordert deshalb wesentlich niedrigere Dosen als die einer iodinduzierten Schilddrüsenüberfunktion. Bei letzterer können im Einzelfall tägliche Mengen von weit mehr als 200 mg Methimazoläquivalent benötigt werden.

Substanz	Initialdosis [mg/d]	Erhaltungsdosis [mg/d]
Thiamazol/Methimazol	10-30	2,5 - 10
Carbimazol	15-45	5 - 15
Propylthiouracil	150-450	50 - 200
Perchlorat*	1200-2000	100 - 400

Tab. 4.2: Thyreostatika-Richtdosen unter den Bedingungen eines moderaten Iodmangels; Anmerkung: Die Dosierungen hängen ab vom individuellen Ansprechen, vom Iodgehalt der Schilddrüse und vom Therapieregime (Monotherapie oder Kombinationstheraie); *Nur in Ausnahmefällen wie z.B. Unverträglichkeit gegenüber Thiamazol und Propylthiouracil.

Im allgemeinen reichen Startdosen um 20-30 mg Methimazol aus. Nach Erreichen von Euthyreose innerhalb von 2-6 Wochen reduziert man schrittweise auf eine Erhaltungsdosis von 2,5 mg alle 2 Tage bis 10 mg täglich. Die Dosierung erfolgt individuell und orientiert sich an der Aufrechterhaltung des euthyreoten Stoffwechsels. Prinzipiell kann das Thyreostatikum auch mit Thyroxin kombiniert werden (Kombinationstherapie). Hierbei bremsen höhere Thyreostatikadosen (5-10 mg Methimazoläquivalent) die Hormonsynthese stärker als bei niedrig dosierter Monotherapie, was die gleichzeitige Substitution mit Thyroxin erfordert (25-100 µg). Das Thyroxin wirkt einem TSH-Anstieg mit folgender Strumaentwicklung und einer Unterfunktionslage bei unbeabsichtigter Überdosierung des Thyreostatikums entgegen. Strategische Vorteile hat diese Therapieform nicht. Die Annahme einer geringeren Rezidivrate nach Kombinationstherapie hat sich nicht bestätigt (2,3). Im Falle nicht optimaler Compliance kann die Kombinationstherapie von Nutzen sein, weil die Kontrollintervalle weniger kurzfristig sein dürfen.

Eine weitere Substanz mit thyreostatischer Wirkung ist der **Iodisationshemmer Perchlorat**. Vermutlich durch eine Blockade ("Einfrieren") des Natriumiodidsymporters (4) (bislang ging man von einer kompetitiven Verdrängung des Iodids aus) verhindert Perchlorat die Iodaufnahme in die Schilddrüse. Die genannte Substanz wird nur in Ausnahmefällen zur thyreostatischen Therapie eingesetzt (Unverträglichkeit gegenüber Thionamiden und Propylthiouracil - sofern keine Granulopenie/Agranulozytose vorliegt). Die klinische Bedeutung von Perchlorat liegt in der Iodaufnahmeblockade bei geplanten "Iodstößen" im Falle gleichzeitig vorliegender latenter oder manifester Hyperthyreose (z.B. unumgängliche Koronarangiographie, CT mit Kontrastmittelgabe usw.). Die optimale Tagesdosis liegt bei 1.000 mg in drei Einzelgaben. Die Kombination mit einem Thionamid ist sinnvoll. Die Diskussion über den Sicherheitsgrad der Iodaufnahmeblockade und damit über Wirksamkeit und Nutzen dieser prophylaktischen Maßnahme ist in Ermangelung prospektiver Studien hierüber noch nicht abgeschlossen.

Den **Nebenwirkungen und Kontraindikationen** ist Kap. 8. gewidmet. Die gefürchtete Granulopenie/Agranulozytose tritt glücklicherweise nur selten (0,05-0,2 % unter Thiamazol) und dann meist innerhalb der ersten 6-12 Behandlungswochen auf.

Wichtiger als die Leukozytenkontrollen im genannten Zeitraum ist die Instruktion des Patienten, sich bei Zeichen einer Stomatitis, Angina, bei Halsschmerzen oder Temperaturerhöhung sofort beim Arzt vorzustellen, um so frühzeitig wie möglich eine Knochenmarkdepression zu erfassen.

In einem solchen Fall ist die thyreostatische Therapie sofort zu beenden und eine definitive Therapie der Hyperthyreose anzustreben. Der Einsatz von G-CSF hat sich zur Beschleunigung des Wiederanstiegs der Granulozytenzahl bewährt. Die harmloseren Thyreostatikanebenwirkungen (Hautreaktionen, Athralgien, Dysgeusien, Haarausfall u.a.) sind dosisabhängig. Meist genügt eine Dosisreduktion oder das Umstellen von Methimazol/Carbimazol auf Propylthiouracil.

Neben dem Monitoring hinsichtlich möglicher Nebenwirkungen kontrolliert man bis zum Eintreten der Euthyreose zunächst in 2-3wöchigen Abständen den klinischen Befund und die peripheren Hormonspiegel (z.B. FT3 und FT4). Danach reichen 3monatige **Kontrollintervalle** aus. TSH-Messungen sind bestenfalls in halbjährigen Abständen erforderlich. Bei Hinweisen auf eine mögliche zu hohe Thyreostatikadosis (Spannungsgefühl im Schilddrüsenbereich, Zunahme des Halsumfanges) sind TSH-Bestimmung und Schilddrüsensonographie ratsam. Eine "Übertherapie" birgt zudem überzufallshäufig das Risiko der Verschlechterung einer begleitenden Autoimmunorbitopathie. Serumkontrollen der TSH-R-AK liefern keine validen Informationen über Verlauf und Prognose des Morbus Basedow (9).

Wenngleich die Schilddrüsenhormonsynthese durch Thyreostatika rasch blockiert wird, bildet sich die hyperthyreote Symptomatik entsprechend der Halbwertszeiten von T4 und T3 nur langsam zurück, weil die sezernierten und rezeptorgebundenen Hormone erst abgebaut und eliminiert werden müssen. Während dieser Zeit bewährt sich die **Betarezeptorenblockergabe** (am besten mit nicht selektiven Betablockern) zur Minderung der durch die Schilddrüsenhormone verursachten adrenergen Symptomatik.

Regelmäßige **Verlaufskontrollen** sind notwendig, um ungewollte Übertherapiephasen zu vermeiden. Der damit verbundene TSH-Anstieg führt zur Hypertrophie der Schilddrüse, die durch Dosisreduktion des Thyreostatikums oder gleichzeitige Thyroxinsubstitution korrigiert werden muß. In besonderen Fällen kann sich eine Langzeittherapie oder bei nichtimmunogener Autonomie eine lebenslange thyreostatische Therapie erforderlich machen. Dies trifft zu für sehr alte oder polymorbide Menschen mit geringer Restlebenserwartung, wo eine indikationsgerechte definitive Behandlung durch Radioiodtherapie oder Operation nicht möglich ist, oder wenn Patienten kategorisch eines der genannten Therapieverfahren ablehnen.

Ein seltenes Ereignis stellt die Basedow-Hyperthyreose während der **Schwangerschaft** dar. Hier gibt es einige Besonderheiten zu beachten. Die verbesserte Immuntoleranz während der Gravidität mitigiert häufig den Hyperthyreoseverlauf. Eine unbehandelte Hyperthyreose führt zu einer erhöhten Abort-, Frühgeburten-, Totgeburten- und Mißbildungsrate. Deshalb ist eine Behandlung auch in diesem Zeitraum indiziert. Thionamide sind placentagängig. Um eine intrauterin-kindliche Hypothyreose strengstens zu vermeiden, sind die Thionamiddosen so zu wählen, daß die mütterliche Stoffwechsellage auf den Grenzbereich zwischen Euthyreose und Hyperthyreose adjustiert wird. Die durchschnittlich erforderlichen Tagesdosen liegen sehr niedrig (meist nicht höher als 1,25-2,5 mg Methimazoläquivalent). Sorgfältige engmaschige Kontrollen des thyreoidalen Funktionszustandes und enge Kooperation mit dem Geburtshelfer sind unumgänglich. Teratogene Schäden der thyreostatischen Therapie unter den genannten Kautelen sind nicht bekannt. Eine Kombinationstherapie Thionamid/Thyroxin ist streng kontraindiziert! (Thionamide passieren ungehindert die Placentaschranke; Thyroxin permeiert praktisch nicht; trotz Euthyreose der Mutter wäre eine fetale Hypothyreose die Folge, besonders bei Thiamazoldosen von größer als 7,5 mg). Obwohl geringe Thionamidmengen in die Muttermilch übergehen, ist ihre Konzentration bei Tagesdosen bis maximal 15-20 mg Methimazol bzw. 150-200 mg Propylthiouracil so gering, daß sie für den Säugling unbedenklich sind. Im allgemeinen liegen die benötigten Dosen jedoch deutlich niedriger.

4.1.2. Radioiodtherapie

Die Radioiodtherapie mit dem Isotop J131 gehört zu den sogenannten definitiven Behandlungsverfahren einer Hyperthyreose (☞ Tab. 4.3). Ihre Wirkung entfaltet sie nahezu ausschließlich im Zielorgan Schilddrüse. Der sehr kleine Radius der Betastrahlung (0,5-2 mm) ermöglicht hochselektiv eine Radiolyse der aktiven iodaviden Schilddrüsenzellen, während umliegendes Gewebe und der Gesamtorganismus einer nur sehr geringen Strahlenbelastung ausgesetzt ist. Nebenwirkungen nach Radioiodgabe sind äußerst gering. Aufgrund der Strahlenschutzgesetzgebung darf die Radioiodtherapie in Deutschland nur in hierfür zugelassenen Einrichtungen und stationär durchgeführt werden.

Indikationen:
• Rezidivhyperthyreose nach thyreostatischer Therapie ohne und mit Struma • Unverträglichkeit von Thyreostatika • Rezidivhyperthyreose nach Strumaresektion • Kontraindikationen oder Ablehnung der Operation
Kontraindikationen:
• Schwangerschaft • Laktation • Schwere Hyperthyreose ohne thyreostatische Vorbehandlung • Kinderwunsch innerhalb der ersten sechs bis zwölf Monate nach der Nuklidapplikation
Relative Kontraindikationen:
• Strumen > 60 ml • Strumen mit deutlichen mechanischen Komplikationen • Gleichzeitiges Vorhandensein kalter Knoten und Malignomverdacht • Kinder und Jugendliche

Tab. 4.3: Radioiodtherapie.

Die J131-Therapie hat sich seit 1946 weltweit hervorragend bewährt. Während in den USA mehr als ¾ aller Basedow-Patienten, auch Kinder, primär mit Radioiod behandelt werden, wird diese Therapieform in Deutschland erst nach dem ersten Hyperthyreoserezidiv oder bei Persistenz in der Regel nach 1-2jähriger thyreostatischer Therapie oder bei Thyreostatikaunverträglichkeit eingesetzt. Eine weitere Indikation besteht bei an sich operationspflichtiger Schilddrüse, wenn ein zu großes Operationsrisiko oder Ablehnung der Operation durch den Patienten vorliegt. Die Patienten sollten nicht jünger als 20 Jahre alt sein. Bei fertilen Frauen muß eine Schwangerschaft ausgeschlossen sein.

Obwohl nur eine geringe Gefahr des Auslösens einer thyreotoxischen Krise besteht, sollte die Radioiodtherapie möglichst nach thyreostatischer Vorbehandlung im Zustand stabiler Euthyreose durchgeführt werden. Da eine laufende Thyreostatikagabe den Therapieerfolg beeinträchtigen kann, sollten Methimazol(äquivalenz)dosen von täglich 10 mg nicht überschritten werden. Kann auf das Thyreostatikum vor der Radioiodtherapie nicht verzichtet werden, muß mit höheren Radionukliddosen oder späterer Wiederholung der Radioiodapplikation gerechnet werden.

Im allgemeinen ist es das Therapieziel, nach einer einzigen Sitzung eine Euthyreose zu erzeugen; man strebt dies mit einer Organdosis von 150-200 Gy an. In 80 % gelingt damit die Beseitigung der Hyperthyreose. 20 % benötigen mindestens eine zweite Radioiodsitzung. Da der Therapieerfolg erst nach drei bis maximal sechs Monaten eintritt, ist in den meisten Fällen eine thyreostatische Intervalltherapie in absteigender Dosierung notwendig. In einem bestimmten Prozentsatz (bis zu 50 %) läßt sich eine posttherapeutische Hypothyreose dennoch nicht vermeiden. Deshalb sind posttherapeutisch zunächst nach sechs Wochen, drei Monaten und später in ½ - 1jährigen Abständen Schilddrüsenfunktionskontrollen (TSH, FT4) erforderlich, um ggf. rechtzeitig mit Levothyroxin zu substituieren.

Bei Patienten mit hoher Rezidivwahrscheinlichkeit strebt man die sichere Beseitigung der Hyperthyreose mit hohen Organdosen (etwa 300 Gy) an. Dabei wird eine posttherapeutische Hypothyreoserate von 90-100 % in Kauf genommen (7). In Ländern mit geringer Bevölkerungsdichte ist die Radioiodtherapie ambulant erlaubt. Dort zielt man mit niedrigen Radioiodorgandosen auf die Beseitigung der Hyperthyreose mit möglichst geringem Hypothyreoserisiko ab. Allerdings sind hierfür nicht selten mehrere Therapiesitzungen, gewissermaßen eine "Titration" notwendig. Ob dieser Weg günstiger ist, wird neuerdings angezweifelt, weil die therapeutische Effektivität wiederholter Nuklidgaben sinkt.

In jüngerer Zeit gibt es Mitteilungen über eine überzufallshäufige Verschlechterung oder die klinische Manifestation einer basedowassoziierten Autoimmunorbitopathie im Gefolge der Radioiodtherapie. Eine prophylaktische Glukokortikoidstoßtherapie scheint das verhindern oder zumindest günstig beeinflussen zu können. Ergebnisse prospektiver Untersuchungen hierüber liegen noch nicht vor.

4.1.3. Operative Therapie

Die operative Therapie hat klar definierte Indikationen (☞ Tab. 4.4). Sie beseitigt am zuverlässigsten und schnellsten die Hyperthyreose. Abgesehen vom allgemeinen Operationsrisiko treten in Abhängigkeit von der "Radikalität" der Schilddrüsenverkleinerung in erfahrenen Zentren postoperative Recurrensparesen bzw. permanenter Hypoparathyreoidismus in je 1-3 % auf. Mit Hilfe moderner Operationstechniken und intraoperativer Neurostimulation der Recurrentes konnte die Komplikationsrate weiter minimiert werden.

- Schilddrüsenvolumen > 60 ml
- Mechanische Komplikationen
- Vorhandensein kalter bzw. malignomverdächtiger Knoten
- Rezidivhyperthyreose nach thyreostatischer Primärtherapie mit großem Schilddrüsenvolumen
- Kontraindikationen zur Radioiodtherapie (Schwangerschaft, Kinder)
- Schwerwiegende Nebenwirkungen der thyreostatischen Therapie
- Thyreostatisch kaum beeinflußbare iodinduzierte Hyperthyreose
- Thyreotoxische Krise ohne Besserung unter konservativer Therapie innerhalb von 24 Stunden

Tab. 4.4: Indikationen zur operativen Therapie der Basedow-Hyperthyreose.

Verschiedene Operationsvarianten haben sich etabliert:

- Subtotale Resektion mit beidseitigen Resten
- Hemithyreoidektomie mit unilateralem Schilddrüsenrest
- near-total-Thyreoidektomie
- komplette Thyreoidektomie

Je ausgedehnter der Resektionsgrad ist, desto höher liegt die o.g. Komplikationsgefahr.

Aktuell gilt ein in situ belassenes Schilddrüsenrestvolumen von 2 bis max. 4 ml als optimal.

Dabei liegt die Rezidivrate der Basedow-Hyperthyreose kleiner als 5 %. Der Preis solcher Therapiesicherheit besteht fast regelmäßig in einer lebenslangen Thyroxinsubstitution. Ob eine Thyreoidektomie oder eine near-total-Resektion mit anschließender Radiojodelimination der Schilddrüsenreste zum Zweck der Minimierung bis Beseitigung des Schilddrüsengewebes als Antigenpool eine höhergradige begleitende Autoimmunorbitopathie günstiger beeinflußt als bei "konventionellem" Resektionsausmaß, ist bis heute nicht geklärt. Die diesbezüglichen Untersuchungen zeigten sich widersprechende Ergebnisse.

Grundsätzlich sollte vor jedem operativen Eingriff eine euthyreote Stoffwechsellage mittels Thyreostatika angestrebt werden. Die sogenannte "Plummerung" ist für den Regelfall obsolet. Manche Chirurgen wünschen eine solche Vorbereitung, weil das Schilddrüsengewebe unter hohen Ioddosen eine Reduktion der Durchblutung und eine Konsistenzvermehrung mit der Folge einer besseren Präparierbarkeit erfährt. Das Erzielen eines Sekretionsstopps von Schilddrüsenhormonen durch exogene Iodgaben (Wolff-Chaikoff-Effekt) für 5-7 Tage vor der geplanten Operation kann vonnöten sein, wenn Thyreostatikaunverträglichkeiten vorliegen (Dosierung 5-10 mg Iodid/d). Die Iodidgabe darf keineswegs länger als 10-12 Tage durchgeführt werden, weil dann die Gefahr eines Escape-Phänomens und Entgleisung in eine thyreotoxische Krise droht.

Nur selten besteht bei einem Morbus Basedow während der Gravidität die Indikation zur Operation (Thyreostatikaunverträglichkeit, hohe Thyreostatikadosen, große Struma mit mechanischen Komplikationen, schwere Hyperthyreose mit Krisengefahr). Der günstigste Operationszeitraum liegt im 2. Trimenon.

4.2. Nichtimmunogene Autonomie (M. Plummer)

4.2.1. Thyreostatische Therapie

Aufgrund der Pathogenese der nichtimmunogenen Autonomie hat die thyreostatische Behandlung rein symptomatischen Charakter und dient nur zur Vorbereitung der definitiven Therapie. Allein die definitiven Verfahren (Radioiodtherapie, Operation) können dauerhaft eine Euthyreose schaffen.

4.2.2. Radioiodtherapie

Das Radionuklid wird bevorzugt in die autonomen Schilddrüsenzellen mit gesteigerter Aktivität aufgenommen. Aufgrund des geringen Strahlenradius des Beta-Strahler J131 gelingt eine weitgehend selektive Ausschaltung der autonomen Schilddrüsenareale. Voraussetzung ist die Suppression der endogenen hypophysären TSH-Produktion, wodurch gesundes, nicht autonomes Schilddrüsengewebe funktionell "ruhiggestellt" wird und kein Iodid aufnimmt. Deshalb ist bei der thyreostatischen Vorbehandlung so zu dosieren, daß eine Euthyreose bei noch supprimiertem TSH erreicht wird (Konstellation der subklinischen Hyperthyreose). Durch die Radioiodtherapie werden aus ehemals "heißen Knoten" kalte Knoten und es tritt eine Volumenverkleinerung ein. Wichtig ist die szintigraphische Effektivitätskontrolle 2-6 Monate nach erfolgter Therapie und die thyreostatische Intervalltherapie bis zum Erreichen der Euthyreose. Die Nachsorge richtet sich nach der Lokalmorphologie der Schilddrüse und dem Gesamtvolumen des ehemals autonomen Gewebes.

4.2.3. Operative Therapie

Die Indikation zur Operation besteht bei großen Knotenstrumen, bei gleichzeitigem Vorhandensein kalter Knoten bzw. Malignomverdacht, bei mechanischen Komplikationen oder Kontraindikationen gegenüber der Radioiodtherapie. Die Operation erfolgt funktionskritisch/funktionserhaltend. Eine exakte Vordiagnostik ist deshalb von besonderer Wichtigkeit. Das therapeutische Ziel besteht im vollständigen Entfernen des autonomen Gewebes unter Belassen des gesunden Schilddrüsengewebes in situ. Komplikationsarten und -raten bewegen sich im selben Bereich wie bei der

Schilddrüsenresektion infolge Autoimmunhyperthyreose. Im Idealfall hat man nach der Operation funktionell gesundes, hypophysär regelbares Schilddrüsengewebe vorliegen. Die Nachsorge (Iodid oder Thyroxin/Iodid-Kombination) hängt ab vom Volumen und von der Funktion des in situ verbliebenen Restgewebes. Eine besondere Indikation zur Operation besteht bei der iodinduzierten Hyperthyreose. Sie erfordert sehr hohe Thyreostatikadosen oder ist konservativ nicht beherrschbar. In diesen Fällen kann die interdisziplinäre Indikationsstellung zur Frühoperation die hohe Letalität senken.

Autonomien bei jungen Menschen sind relativ selten, aber nicht ausgeschlossen. Während einer Schwangerschaft kann bei mechanischen Komplikationen durch eine hyperthyreote Knotenstruma, bei jodinduzierter Hyperthyreose mit hohem Thyreostatikaerfordernis, Thyreostatikaunverträglichkeit oder Malignomverdacht die dringende Indikation zur Operation anstehen. Der günstigste Operationszeitraum liegt im 2. Trimenon.

4.2.4. Besonderheiten

Die Instillation konzentrierten Alkohols in fokale Autonomien stellt eine Außenseitermethode dar. Sie sollte nur dann in Erwägung gezogen werden, wenn die besprochenen Therapieverfahren entsprechend ihrer Indikationen nicht durchführbar sind oder durch sie eine dauerhaft euthyreote Stoffwechsellage nicht erreicht wurde.

Ältere Menschen, die aufgrund von Kontraindikationen oder Ablehnung weder operativ noch mit Radioiod behandelbar sind, können als Alternative lebenslang unter regelmäßiger Kontrolle thyreostatisch behandelt werden. Für die Behandlung in der Schwangerschaft gelten die gleichen Grundsätze wie bei M. Basedow.

4.3. Seltene Hyperthyreoseformen

4.3.1. Hyperthyreosis factitia

Führt eine Schilddrüsenhormonmedikation zu Symptomen der Überfunktion und entsprechender In-vitro-Konstellation (supprimiertes TSH, erhöhtes FT4, erhöhtes FT3 oder TT3), macht sich eine vorübergehende Therapieunterbrechung und spätere Fortsetzung mit einer individuell adaptierten reduzierten Dosis erforderlich. Eine ausgeprägte Hyperthyreosesymptomatik kann zusätzlich mit Betablockern überbrückt werden.

Die Schilddrüsenhormoneinnahme im Rahmen eines Münchhausen-Syndroms kann zu diagnostischen Schwierigkeiten führen. Eine nicht in Einklang zu bringende (z.B. unauffällige) Sonographie und ein niedriger HTG-Spiegel bestärken den klinischen Verdacht, der bei nicht interpretierbarer Befundkonstellation und entsprechenden psychopathologischen Persönlichkeitsveränderungen ins Kalkül gezogen werden muß.

4.3.2. Schwangerschaftsassoziierte Hyperthyreose

In der Frühschwangerschaft mit einem Gipfel zwischen der 8. und 14. Schwangerschafts-woche verursachen bei 2-3 % aller Graviden sehr hohe HCG-Spiegel (Herkunftsort Placenta) eine transiente Hyperthyreose. Aufgrund von Strukturhomologien mit dem TSH (identische alpha-Subunit) induziert das HCG eine vermehrte Schilddrüsenhormonproduktion durch die gesunde Schilddrüse. Aufgrund der wesentlich geringeren TSH-ähnlichen Aktivität bleiben die meisten Graviden mit physiologischen HCG-Spiegeln euthyreot. HCG-Spiegel weit über 50.000E/l weisen auf eine schwangerschaftsassoziierte Hyperthyreose hin. Differentialdiagnostisch ist eine Autoimmunhyperthyreose bzw. nichtimmunogene Autonomie auszuschließen. Im weiteren Schwangerschaftsverlauf sinken die HCG-Spiegel wieder ab und das Schilddrüsenhormonmuster normalisiert sich spontan. Nur in den Fällen mit deutlich erhöhten Schilddrüsenhormonspiegeln und klinischer Hyperthyreosesymptomatik ist eine niedrig dosierte passagere Thionamidtherapie nicht zu umgehen.

4.3.3. Schilddrüsenkarzinom

Hyperthyreote Phasen bei hochdifferenzierten Schilddrüsenkarzinomen (follikuläres, papilläres Karzinom) sind eine Rarität und werden im Rahmen der komplexen Primärtherapie (Thyreoidektomie, Radioiodelimination) mit beseitigt.

4.3.4. Thyreoiditis de Quervain

Infolge entzündungsbedingter Zerstörung von Schilddrüsenfollikeln können präformierte Schilddrüsenhormone in die Blutbahn gelangen. Eine passagere hyperthyreote Stoffwechsellage ist dann die Folge. Thyreostatika sind zwangsläufig unwirksam, Betablocker lindern die adrenerge Stimulation durch die Schilddrüsenhormone.

4.3.5. Postpartumthyreoiditis

Diese Sonderform einer lymphozytären Autoimmunthyreoiditis tritt innerhalb eines Jahres post partum auf und hat unter den Schwangeren eine Prävalenz von 3-16 %. Während der ersten Monate kann eine hyperthyreote Funktionslage vorliegen, die später fakultativ in eine Hypothyreose münden kann. Als Ursache gilt eine Follikelschädigung. Thyreostatika sind wenig sinnvoll. Gelegentlich erweist sich die symptomatische Gabe von Betablockern bzw. Sedativa als nützlich.

4.3.6. Hypophysäre sekundäre Hyperthyreose

Hypophysenadenome mit TSH-Produktion sind eine Seltenheit. Bislang sind reichlich 200 Fälle weltweit beschrieben. Die Therapie richtet sich auf die Beseitigung der Ursache (Adenomektomie). Konnte die endokrine Aktivität nicht komplett beseitigt werden, können zusätzlich eine stereotaktische Bestrahlung sowie im Intervall eine Somatostatinanalogatherapie erforderlich werden. Bis zur kausalen Therapie muß thyreostatisch für eine euthyreote Stoffwechsellage gesorgt werden.

Literatur

1. Dralle H, Schneyer U, Scharbert G: Chirurgie der iodinduzierten Hyperthyreose. Schilddrüse 1997 Hrsg. C. Reiners, B. Weinheimer, de Gruyter Berlin-New York 1998, .310-316

2. Hashizume K, Ichikawa K, Sakurai A, Suzuki S, Takeda T, Kobayashi M, Migamoto T, Ara M, Nagasawa T: Administration of thyroxine in treated Graves' disease. Effects on the level of antibodies to thyroid-stimulating receptors and on the risk of recurrence of hyperthyroidism. N. Engl. J. Med. 324, 947-953 (1991)

3. Hörmann R: Gabe von Levothyroxin in der Therapie des Morbus Basedow. Z. ärztl. Fortbild. Qual.sich. 93, Suppl. 1, 47-52, 1999

4. Köhrle J, Schmutzler C: Wie kommt Iod in die Schilddrüse? Neues zum Natrium-Iodid-Symporter. Der Internist 39, 560-565, 1999

5. Meng W, Meng S, Männchen E, Hampel R, Kirsch R, Dannenberg G, Krabbe S: Effect of therapy duration an low and highly dosed thiamazole treatment in Basedow's Graves' disease. Exp. Clin. Endocr. 97, 257-260, 1991

6. Ziegler R, R Landgraf, O-A Müller, A von zur Mühlen: Rationelle Therapie in der Endokrinologie einschließlich Diabetologie und Stoffwechsel. Hrsg. Deutsche Gesellschaft für Endokrinologie Thieme, Stuttgart - New York 1997

7. Reiners Ch: Radioiodtherapie des Morbus Basedow. Z. ärztl. Fortbild. Qual.sich. 93, Suppl. 1, 61-66, 1999

8. Reinwein D, Benker G, Alexander W, Lazarus J: A prospective randomized trial of antithyroid drug dose in Graves' disease therapy. J. Clin. Endocrinol. Metab. 76, 1516-1521, 1993

9. Schleusener H, Schwander J, Fischer C, Holle R, Holl G, Badenhoop K, Hensen J, Finke R, Bogner U, Mayr W, Schernthaner G, Schatz H, Pickardt C, Kotulla P: Prospective multicentre study on the prediction of relapse after antithyroid drug treat-ment in patients with Graves' disease. Acta Endocr. 120, 689-701, 1989

10. Schumm-Draeger P:Hyperthyreose Typ Basedow - Medikamentöse Therapie. Z. ärztl. Forbild. Qual.sich. 93, Suppl. 1, 41-45, 1999

11. Vitti P, Rago T, Chiovato L: Clinical features of patients with Graves' disease undergoing remission after antithyroid drug treatment. Thyroid 7, 369-375, 1997

Klinik und Diagnostik der latenten Hyperthyreosen

5. Klinik und Diagnostik der latenten Hyperthyreosen

5.1. Einleitung

Die latente Hyperthyreose ist definiert durch einen **erniedrigten basalen TSH-Spiegel bei normalen Werten der peripheren Schilddrüsenhormone.** Ursache der verminderten TSH-Sekretion ist eine gering vermehrte Schilddrüsenhormonwirkung, entweder als Folge einer Schilddrüsenfehlfunktion oder als Folge einer exogenen Hormonzufuhr. Klinisch umfasst die latente Hyperthyreose den Übergang von der euthyreoten Funktion zur manifesten Hyperthyreose. Die klassischen Symptome der Hyperthyreose sind bei Patienten mit latenter Hyperthyreose charakteristischerweise nicht oder nur dezent nachweisbar.

Die Definition der latenten Hyperthyreose beruht damit nicht auf klinischen Symptomen, sondern im wesentlichen auf den gemessenen TSH- und Schilddrüsenhormonwerten. Dadurch kommt der korrekten Bestimmung und Beurteilung dieser Werte zentrale Bedeutung in der Diagnostik zu. Hierzu gehört auch die Kenntnis anderer, nicht schilddrüsenbedingter Verminderungen der TSH-Spiegel, die die Laborkonstellation einer latenten Hyperthyreose imitieren können.

Die latente Hyperthyreose umfasst den Bereich vom gering erniedrigten bis zum vollständig supprimierten TSH-Spiegel.

Die Ausbildung klinischer Symptome ist nicht notwendigerweise korreliert mit der Überschreitung der Grenzwerte von TSH und Schilddrüsenhormonen, sondern vielmehr vom Abweichen der Werte von einem individuellen Normwert.

Daher muß die Frage, ob und wann bei einer latenten Hyperthyreose eine Behandlung notwendig und sinnvoll ist, im Einzelfall entschieden werden.

5.2. Prävalenz der latenten Hyperthyreosen

Es gibt nur wenige größere epidemiologische Untersuchungen zur Prävalenz der latenten Hyperthyreose. In ausreichend iodversorgten Regionen ist sie bei etwa 0,3 bis 1 % der Bevölkerung zu finden. Sie liegt dort damit niedriger als die Prävalenz der latenten Hypothyreose, die in diesen Regionen mit etwa 6 % angegeben wird (13, 19, 27). Da die funktionelle Schilddrüsenautonomie als häufigste Ursache der latenten Hyperthyreose angesehen werden muß, korreliert die Prävalenz der latenten Hyperthyreose eng mit der Prävalenz der Schilddrüsenautonomie und liegt damit in Iodmangelgebieten höher. Eine Autonomie läßt sich in Regionen mit mäßigem Iodmangel bei über 10 % der Bevölkerung nachweisen (2). Die Prävalenz der Autonomie ist dabei abhängig vom Lebensalter, vom Schilddrüsenvolumen und vom Vorhandensein von Schilddrüsenknoten (1) (☞ Tab. 5.1). Entsprechend findet sich ab dem 40. Lebensjahr in Iodmangelgebieten ein kontinuierlicher Anstieg der Häufigkeit manifester Hyperthyreosen auf dem Boden einer Schilddrüsenautonomie (12).

Übereinstimmend zeigen die wenigen verfügbaren Untersuchungen aus Iodmangelgebieten auch für die latente Hyperthyreose eine niedrige Prävalenz bei jüngeren Menschen, die sich nicht von der in ausreichend iodversorgten Gebieten unterscheidet (22). Im Alter nimmt die Prävalenz kontinuierlich zu. In einer kürzlich publizierten Studie aus Deutschland wurden über 500 50- bis 80-jährige, ansonsten gesunde Personen untersucht. Auch hier fand sich altersabhängig eine kontinuierliche Zunahme der Zahl von latenten Hyperthyreosen. Am höchsten war die Prävalenz bei über 70-jährigen Frauen mit 6,3 % (24). Bei stationär behandelten, über 60-jährigen Patienten wurde sogar über eine Häufigkeit der latenten Hyperthyreose von 21,5 % berichtet (25).

- In Iodmangelgebieten
- Bei älteren Menschen
- Bei Patienten mit Schilddrüsenknoten
- Bei Patienten mit großer Struma

Tab. 5.1: Gehäuftes Auftreten latenter Hyperthyreosen.

5.3. Langzeitverlauf der latenten Hyperthyreosen

Häufigste Ursache der latenten Hyperthyreose ist in Iodmangelgebieten die funktionelle Schilddrüsenautonomie. Der Langzeitverlauf und das Risiko, daß eine latente Hyperthyreose in eine manifeste Hyperthyreose übergeht, ist damit wesentlich durch den Spontanverlauf der Schilddrüsenautonomie bestimmt.

> Auf dem Boden retrospektiver Untersuchungen aus Deutschland kann das Risiko einer manifesten Hyperthyreose bei Patienten mit Autonomie und euthyreoter Stoffwechsellage mit etwa 4 bis 5 %/Jahr angegeben werden (20).

Die Daten aus anderen Ländern liegen teilweise etwas höher, es findet sich jedoch in 5 bis 10 % der Fälle auch eine spontane Normalisierung der TSH-Spiegel (19).

Der wesentliche Risikofaktor für den Übergang in eine manifeste Hyperthyreose ist die Erhöhung der Iodzufuhr - diese Problematik wird in Kap. 8. ausführlich dargestellt. Faktoren wie das Alter der Patienten, das Geschlecht, oder die Größe der Schilddrüse scheinen nach den vorliegenden Daten keinen wesentlichen Einfluß auf das Hyperthyreoserisiko zu haben. Jedoch ist anzunehmen, daß das Risiko bei Patienten mit bereits vollständig supprimiertem TSH-Spiegel und bei Patienten mit großem autonomen Volumen - abgeschätzt mittels Sonographie oder quantitativer Szintigraphie unter Suppressionsbedingungen - höher ist als bei Patienten mit nur grenzwertig erniedrigtem TSH und kleinem autonomen Volumen (☞ Kap. 7.).

5.4. Klinik der latenten Hyperthyreosen

Bei Patienten mit latenter Hyperthyreose fehlen charakteristischerweise die klassischen Symptome der Hyperthyreose. Gehäuft finden sich jedoch eine vermehrte **Nervosität, Schlaflosigkeit und Palpitationen** (23).

In den letzten Jahren konnte gezeigt werden, daß sich im kardiovaskulären System und im Knochenstoffwechsel hyperthyreose-typische Veränderungen in geringer Ausprägung nachweisen lassen.

5.4.1. Latente Hyperthyreose und kardiovaskuläres System

Die Untersuchungen zu den Auswirkungen auf das kardiovaskuläre System wurden sowohl an Patienten mit endogen supprimiertem TSH auf dem Boden einer Schilddrüsenkrankheit als auch an Patienten unter TSH-suppressiver Schilddrüsenhormontherapie durchgeführt. Patienten mit latenter Hyperthyreose haben eine geringgradig **höhere Herzfrequenz** und eine höhere Rate von **supraventrikulären Extrasystolen.** Echokardiographisch gibt es Hinweise für eine gering erhöhte linksventrikuläre Masse und eine in Ruhe gesteigerte systolische und diastolische Funktion. Die Zunahme der Ejektionsfraktion unter Belastung ist vermindert (19).

Latente Hyperthyreose und Vorhofflimmern: Der klinisch bedeutsamste Befund ist eine höhere Rate von Vorhofflimmern bei älteren Patienten mit latenter Hyperthyreose. In einer Untersuchung von Sawin und Mitarbeitern (21) wurden 2.007 über 60-jährige, klinisch euthyreote Personen über 10 Jahre nachbeobachtet. 3 % hatten supprimierte TSH-Spiegel bei peripher euthyreoter Stoffwechsellage. Von diesen Patienten mit latenter Hyperthyreose entwickelten 28 % im Vergleich zu 11 % in der euthyreoten Gruppe Vorhofflimmern. Das Risiko für Vorhofflimmern scheint nicht nur bei vollständig supprimiertem TSH, sondern bereits bei leicht erniedrigten Spiegeln (0,1-0,3 mU/l) erhöht zu sein (11). Nach Normalisierung der Schilddrüsenstoffwechsellage kommt es innerhalb von 4 Monaten im Mittel in 60 % der Fälle zu einer spontanen Konversion in den Sinusrhythmus (16). Diese Rate liegt bei jungen Patienten sogar noch etwas höher, bei älteren Patienten und bei Patienten mit bereits lange bestehendem Vorhofflimmern allerdings deutlich niedriger.

5.4.2. Latente Hyperthyreose und Knochenstoffwechsel

Untersuchungen mit Bestimmung von Knochenstoffwechselparametern weisen bei der latenten Hyperthyreose unter TSH-suppressiver Schilddrüsenhormontherapie auf einen gesteigerten Knochenstoffwechsel mit gesteigerter Knochenformation und -resorption hin (4). Dabei läßt sich eine Beziehung zwischen der Höhe der TSH-Spiegel und dem Ausmaß der Veränderungen der Knochenstoffwechselparameter nachweisen (8).

Die meisten Untersuchungen zur Knochendichte wurden an Patienten unter Therapie mit Levothyroxin durchgeführt. Bei Patienten mit endogen supprimiertem TSH auf dem Boden einer Schilddrüsenkrankheit zeigen zwei ältere Studien eine verminderte Knochendichte im Bereich des Unterarms, der Wirbelsäule und des Schenkelhalses (7, 15). Ähnliche Effekte finden sich in den zahlreichen Studien zur Knochendichte unter TSH-suppressiver Schilddrüsenhormontherapie (5, 26). Daten zur Frage, ob bei diesen Patienten auch das Risiko osteoporotischer Frakturen erhöht ist, liegen bisher nicht vor.

Die beschriebenen Veränderungen der Knochendichte lassen sich nahezu ausschließlich bei postmenopausalen Frauen nachweisen. Bei Männern und bei prämenopausalen Frauen hat eine latente Hyperthyreose offensichtlich keinen signifikanten Effekt auf den Knochenstoffwechsel und damit keine klinisch relevante Auswirkung auf die Knochendichte (9). Durch eine Beseitigung der latenten Hyperthyreose, etwa durch eine Radioiodtherapie, scheint der Knochendichteverlust bei Frauen in der Postmenopause aufzuhalten zu sein (6). Zudem scheint eine Hormonersatztherapie mit Östrogenen die negativen Effekte der latenten Hyperthyreose in der Postmenopause aufzuheben (19).

5.5. Diagnostik der latenten Hyperthyreosen

5.5.1. Abklärung der Schilddrüsenfunktion

Die Diagnose der latenten Hyperthyreose wird durch die Bestimmung des basalen TSH und der peripheren T4- und T3-Spiegel gestellt. Bevor differentialdiagnostisch die verschiedenen Ursachen der latenten Hyperthyreose gegeneinander abgegrenzt werden, müssen zunächst andere, von einer Schilddrüsenfunktionsstörung unabhängige Ursachen einer TSH-Erniedrigung ausgeschlossen werden.

5.5.1.1. Basales TSH

Die Einführung sensitiver Methoden zur TSH-Bestimmung, die mit hoher Sicherheit zwischen normalen TSH-Spiegeln bei euthyreoter Stoffwechsellage und erniedrigten TSH-Spiegeln bei latenter bzw. manifester Hyperthyreose unterscheiden, hat die sichere Einordnung der latenten Hyperthyreose wesentlich erleichtert.

Pulsatile und zirkadiane Sekretion von TSH

TSH ist die wichtigste Regelgröße der Schilddrüsenfunktion. Seine Sekretion wird durch hypothalamische Faktoren und die hemmende Wirkung von Schilddrüsenhormonen kontrolliert. TSH wird mit einer ausgeprägten zirkadianen Rhythmik sezerniert. Die TSH-Spiegel bei Gesunden steigen in den Abendstunden steil an, um zwischen Mitternacht und 4 Uhr morgens ein Maximum zu erreichen. Danach kommt es zu einem kontinuierlichen Abfall bis zu einem Minimum in den Nachmittagsstunden. Diese zirkadiane Rhythmik von TSH ist durch eine pulsatile Sekretion bedingt.

Es ist gut belegt, daß die zirkadiane und pulsatile TSH-Sekretion bei Gesunden nur wenig Einfluß auf die diagnostische Sicherheit einer einzelnen TSH-Messung in den Vormittagsstunden besitzt. Dies scheint auch für die latente und manifeste Hyperthyreose zu gelten, wo sich eine gute lineare Korrelation zwischen mittleren TSH-Spiegeln und TSH-Pulsamplitude zeigt (3). Damit kann ein in den Vormittagsstunden erniedrigt gemessener TSH-Spiegel als zuverlässiger Indikator einer verminderten zirkadianen TSH-Sekretion angesehen werden.

Funktionelle Sensitivität von Testverfahren zur Bestimmung von TSH

Voraussetzung für eine sichere Beurteilung basaler TSH-Spiegel ist, daß das eingesetzte Testverfahren in der klinischen Routinediagnostik ausreichend sensitiv und präzise ist. Als Maß hierfür hat sich in den letzten Jahren die Bestimmung der **funktionellen Sensitivität** etabliert. Die funktionelle Sensitivität ist definiert als die TSH-Konzentration, ab der ein Testverfahren mit einem Interassay-Variationskoeffizient von unter 20 % misst und ab der damit eine ausreichend präzise TSH-Bestimmung in der klinischen Routinediagnostik möglich ist. Gefordert ist für moderne Testverfahren unter Routinebedingungen eine funktionelle Sensitivität von < 0,1 mU/l (18). Testverfahren der sog. "dritten Generation" erreichen heute bereits deutlich niedrigere Werte um 0,01 bis 0,02 mU/l.

Basale TSH-Spiegel bei der latenten und manifesten Hyperthyreose

Patienten mit einer durch eine Schilddrüsenkrankheit verursachten Hyperthyreose müssen erniedrigte bzw. supprimierte TSH-Spiegel aufweisen.

> Neue TSH-Testverfahren der "dritten Generation" mit einer funktionellen Sensitivität um 0,01-0,02 mU/l unterscheiden nicht nur zuverlässig zwischen normalen und erniedrigten TSH-Spiegeln, sondern ermöglichen auch eine Aussage zum Grad der TSH-Suppression.

Manifeste Hyperthyreosen weisen dabei immer vollständig supprimierte TSH-Werte (≤ 0,03 mU/l) auf. Da ein vollständig supprimiertes TSH jedoch auch bei Patienten mit latenter Hyperthyreose zu finden ist, ist eine sichere Abgrenzung zwischen latenter und manifester Hyperthyreose allein mit Bestimmung der basalen TSH-Spiegel auch mit den modernen hochsensitiven Verfahren nicht möglich (17). Liegt jedoch ein nicht vollständig supprimierter TSH-Spiegel (>0,03 mU/l) vor, ist eine manifeste Hyperthyreose mit hoher Sicherheit auszuschliessen (☞ Abb. 5.1).

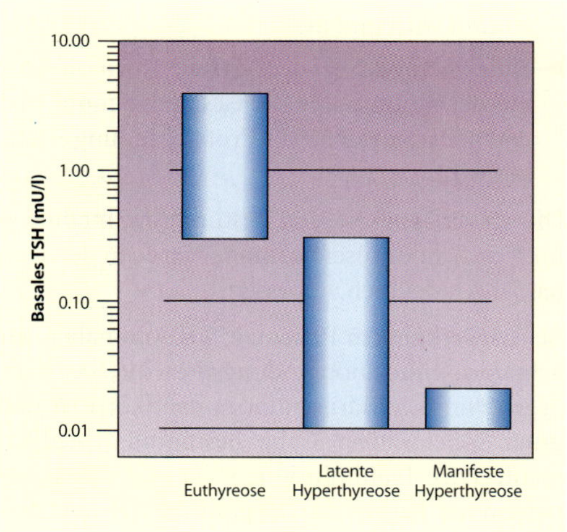

Abb. 5.1: Verteilung basaler TSH-Spiegel bei euthyreoter Stoffwechsellage und bei latenter und manifester Hyperthyreose.

TSH-Referenzbereich

Der Referenzbereich für das basale TSH liegt bei den meisten Testverfahren **zwischen 0,3 und 4,0 mU/l.** Da jedoch geringe Unterschiede zwischen den verschiedenen Testverfahren bestehen, muß der Referenzbereich für jedes Verfahren - idealerweise auch für jedes Labor - neu evaluiert werden. Für die Erstellung des Referenzkollektivs sollten nur Personen herangezogen werden, bei denen das Vorliegen von Schilddrüsenkrankheiten einschließlich früher Formen einer Schilddrüsenautonomie oder Immunthyreopathien mit hoher Sicherheit auszuschliessen ist.

Die TSH-Spiegel bei Schilddrüsengesunden sind nicht normalverteilt, sondern folgen erst nach Logarithmierung einer Normalverteilung. Der Referenzbereich wird üblicherweise basierend auf den 2,5 und 97,5 %-Perzentilen des Referenzkollektivs errechnet.

TSH-Spiegel bei älteren Menschen

Bei älteren Menschen scheint die Amplitude der zirkadianen TSH-Sekretion abzunehmen, die Befunde hierzu sind jedoch widersprüchlich (14). Da Untersuchungen an größeren Kollektiven mit suppressionsszintigraphisch ausgeschlossener Autonomie fehlen, bleibt letztlich unklar, ob die verminderte TSH-Sekretion nur die höhere Prävalenz der Schilddrüsenautonomie im Alter widerspiegelt oder ob sie wirklich auf einer altersbedingt verminderten TSH-Sekretion beruht.

Die klinische Bewertung erniedrigter TSH-Spiegel bei älteren Patienten unterscheidet sich daher nicht grundsätzlich von der bei jüngeren Patienten. Damit ist auch die Definition altersabhängiger Referenzbereiche nicht erforderlich.

Verminderung der TSH-Sekretion ohne Vorliegen einer Schilddrüsenfehlfunktion

Erniedrigte TSH-Spiegel lassen sich auch unter bestimmten Umständen finden, die nicht Folge einer Suppression des Regelkreises durch eine vermehrte Schilddrüsenhormonwirkung sind (☞ Kap. 3. und 7.).

Erniedrigte, selten jedoch vollständig supprimierte TSH-Spiegel finden sich bei etwa 30 % der Patienten mit **schweren Allgemeinerkrankungen** ("Non-thyroidal Illness" - NTI) (17). Fast immer ist bei diesen Patienten zusätzlich ein inadäquat niedriger T3-Spiegel ("Low-T3-Syndrom"), gelegentlich auch ein erniedrigter T4-Spiegel nachzuweisen. Die Erniedrigung der TSH-Spiegel ist auf eine verminderte zirkadiane und pulsatile TSH-Sekretion im Rahmen der Grunderkrankung zurückzuführen. Zusätzlich können Medikamente, die das Sekretionsmuster von TSH beeinflussen und bei schwerkranken Patienten häufig zum Einsatz kommen, den TSH-Spiegel beeinflussen (z.B. Dopamin, Glukokortikoide, s.u.).

Die **sekundäre Hypothyreose** ist ebenfalls charakterisiert durch den Nachweis niedriger TSH-Spiegel bei gleichzeitig niedrigen Schilddrüsenhormonspiegeln. Wichtig für die richtige Einordnung dieser Befunde ist, daß nur ein Teil dieser Patienten TSH-Spiegel unter 0,3 mU/l aufweisen - im eigenen Kollektiv 37 %. In den meisten Fällen liegen die TSH-Spiegel im unteren Normbereich bis etwa 1,0 mU/l. Ein normaler TSH-Spiegel schließt daher eine sekundäre Hypothyreose nicht aus. Die zirkadiane Rhythmik und die Pulsatilität der Hormonsekretion ist allerdings bei der sekundären Hypothyreose aufgehoben. Ursache dieser Veränderungen ist wohl die Ausschüttung von TSH mit verminderter Bioaktivität (3).

Eine Erniedrigung der basalen TSH-Spiegel, eine Abflachung der zirkadianen Sekretion und eine Verminderung der TRH-stimulierten TSH-Freisetzung wurden auch bei **depressiven Erkrankungen** beschrieben (10). Auch **schwere körperliche Belastungen**, eine **katabole Stoffwechsellage**, z.B. nach Fasten oder früher und langer **Schlaf**, besonders nach vorausgehendem Schlafentzug können zu einer deutlichen Abflachung der zirkadianen TSH-Sekretionskurve führen (3). Eine weitere Ursache erniedrigter TSH-Spiegel ohne Vorliegen einer Schilddrüsenkrankheit ist das **Cushing-Syndrom.**

Erniedrigung des TSH-Spiegels durch Medikamente: Klinisch sicherlich am bedeutsamsten ist die Wirkung von **Medikamenten** auf die TSH-Sekretion (☞ Kap. 3.).

5.5.1.2. TRH-Test

Die TSH-Werte nach Stimulation mit TRH zeigen eine gute Korrelation mit den basalen TSH-Spiegeln. Dies gilt bei Verwendung hochsensitiver Testverfahren auch für Patienten mit erniedrigten basalen TSH-Spiegeln. Die Verwendung des TRH-Testes in der Diagnostik der latenten Hyperthyreose ist daher heute nur noch in wenigen Einzelfällen erforderlich, wenn die Bestimmung des basalen TSH und der Schilddrüsenhormone widersprüchliche Ergebnisse ergeben und eine sichere Einordnung des Befundes nicht möglich ist.

5.5.1.3. Bestimmung der Schilddrüsenhormone

Da nur die freien Schilddrüsenhormone die aktuelle Schilddrüsenfunktion reflektieren, sollten nur sie zur Funktionsdiagnostik herangezogen werden. Eine alleinige Bestimmung von Gesamt-T4 ohne Parameter für die Proteinbindung ist als obsolet anzusehen. Bei T3 kann aufgrund der geringeren Proteinbindung anstatt der Bestimmung von freiem T3 (fT3) auch das Gesamthormon bestimmt werden.

Zur Bestimmung der freien Hormonspiegel (fT4 und fT3) stehen zur Verfügung

- **Einschrittverfahren** mit Verwendung von (1) markierten T4-Derivaten ("Analog-Tracer"), die nur von exogen zugesetzten spezifischen Antikörpern, nicht aber von den Bindungsproteinen gebunden werden oder (2) mit Verwendung markierter Antikörper
- **Zweischrittverfahren,** bei denen im ersten Schritt die freien Schilddrüsenhormone mittels eines festphasengebundenen Antikörpers extrahiert werden, im zweiten Schritt dann die Konzentration der extrahierten Hormone bestimmt wird und die
- **Indexmethode,** bei der der freie Hormonanteil aus der Bestimmung der Gesamthormone und einem Parameter für die Proteinbindung ermittelt wird

Die Zuverlässigkeit der Bestimmungsmethoden für freie Schilddrüsenhormone wurde in den letzten Jahren deutlich verbessert:

Bei schwerkranken Patienten, bei Anomalien der Schilddrüsenhormonbindungsproteine, bei Vorliegen von Schilddrüsenhormonantikörpern und unter gleichzeitiger Gabe bestimmter Medikamente (z.B. Lipidinfusionen, Plasmaproteinpräparationen, Barbiturate, Heparin, Salizylsäure, Furosemid) kommen jedoch besonders bei Verwendung von Einschrittverfahren weiterhin Fehlbeurteilungen vor.

5.5.2. Differentialdiagnostik der latenten Hyperthyreosen

Einer latenten Hyperthyreose können ähnlich wie bei manifesten Hyperthyreosen ursächlich ver-

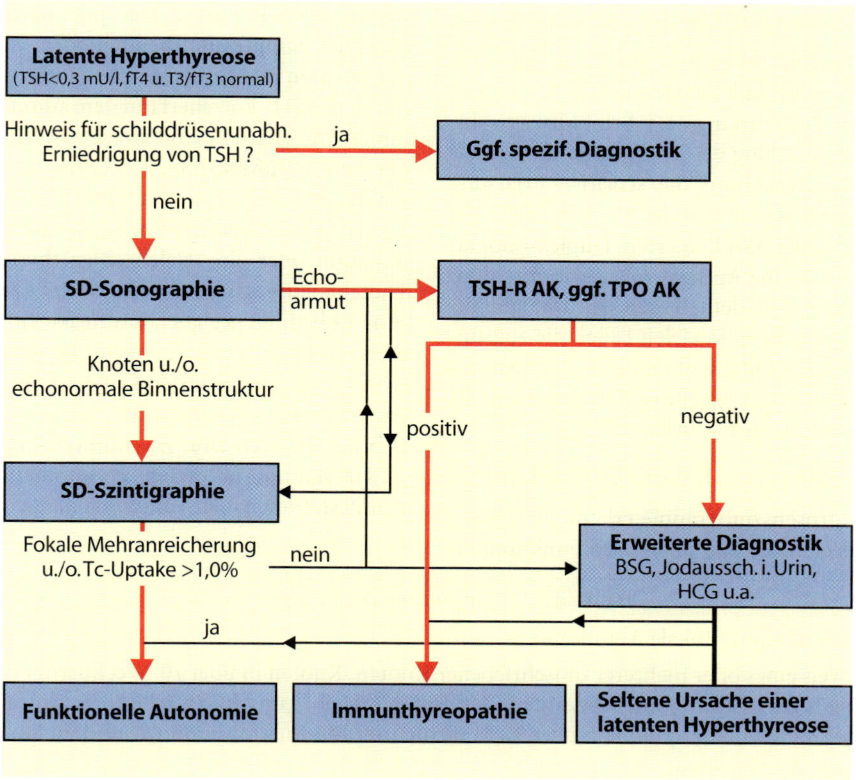

Abb. 5.2: Differentialdiagnostisches Vorgehen bei der latenten Hyperthyreose.

schiedene Erkrankungen zugrunde liegen (☞ Tab. 5.2). Die mit Abstand häufigste Ursache ist die **funktionelle Schilddrüsenautonomie.**

Häufig:
• Funktionelle Autonomie der Schilddrüse
Selten:
• Immunthyreopathie - Morbus Basedow - Autoimmunthyreoiditis • Thyreoiditis de Quervain • Faktitielle Hyperthyreose • Postpartale Thyreoiditis • HCG-abhängige Formen (Schwangerschaft, Tumoren)

Tab. 5.2: Ursachen der latenten Hyperthyreose.

Immunthyreopathien führen nur selten zur latenten Hyperthyreose - beim Morbus Basedow ist sie gelegentlich in der Frühphase vor Manifestation der manifesten Hyperthyreose oder nach Absetzen einer thyreostatischen Therapie vor Auftreten eines Hyperthyreoserezidivs nachzuweisen, bei der Autoimmunthyreoiditis ist eine latente oder auch manifeste Hyperthyreose gelegentlich passager in der Frühphase der Erkrankung zu beobachten.

Die **Thyreoiditis de Quervain** ist durch das typische klinische Bild charakterisiert, die **faktitielle Hyperthyreose** ist häufig anamnestisch bereits zu vermuten. Wird das Vorliegen einer faktitiellen Hyperthyreose angenommen, die Einnahme von Schilddrüsenhormonpräparaten vom Patienten jedoch verneint, ist der Nachweis eines niedrigen Technetium-Uptake in der quantitativen Szintigraphie und ein niedriger Thyreoglobulinspiegel im Serum wegweisend. Zu den seltenen Ursachen einer latenten Hyperthyreose zählen die **postpartale Thyreoiditis** und **HCG-abhängige Schilddrüsenfunktionsstörungen** im Rahmen der Schwangerschaft oder bei HCG-produzierenden Tumoren.

Das differentialdiagnostische Vorgehen bei der latenten Hyperthyreose ist in Abb. 5.2 dargestellt.

5.5.2.1. Sonographie der Schilddrüse

Die Sonographie bildet die Grundlage der morphologischen Schilddrüsendiagnostik. Sie erlaubt neben der Bestimmung des Schilddrüsenvolumens die Beurteilung der Echogenität des Schilddrüsenparenchyms und die sensitive Erfassung umschriebener Herdbefunde (☞ Tab. 5.3). Bei Verwendung der farbkodierten Duplexsonographie ist zudem eine Aussage zur Organdurchblutung möglich. Auf dem Boden des sonographischen Befundes kann in vielen Fällen die zugrundeliegende Schilddrüsenkrankheit eingegrenzt werden und über das gezielte weitere diagnostische Vorgehen entschieden werden.

5.5.2.2. Szintigraphie der Schilddrüse

Die Schilddrüsenszintigraphie erlaubt eine Beurteilung des globalen und regionalen Funktionszustandes der Schilddrüse. Der quantitative Tc-Uptake unter Suppressionsbedingungen - also im Fall der latenten Hyperthyreose bei endogen supprimiertem TSH - korreliert mit dem autonomen Volumen und erlaubt damit eine Quantifizierung einer Autonomie (☞ Kap. 7.). Voraussetzung hierfür ist, daß andere Einflußfaktoren auf den Iod- bzw. Tc-Uptake wie das Vorliegen einer Iodkontamination oder eine gleichzeitige thyreostatische Therapie ausgeschlossen sind. Diese Quantifizierung ist bedingt geeignet, das Risiko einer Hyperthyreose unter erhöhter Iodzufuhr abzuschätzen, erbringt jedoch ansonsten keine für die Therapieentscheidung relevante Information. Es finden sich keine Daten zum Zusammenhang zwischen Tc-Uptake und klinischer Symptomatik, Organmanifestationen oder Langzeitverlauf.

Funktionelle Autonomie der Schilddrüse
• Unifokale und multifokale Autonomie - Nachweis eines oder mehrerer umschriebener Knoten. Knoten in über 70 % echoarm oder echokomplex, in etwa 80 % mit echoarmem Randsaum ("Halo") und in etwa 30-50 % zentral zystisch. Duplexsonographisch in über 90 % vermehrter Blutfluß intranodulär und im Randbereich • Disseminierte Autonomie - Meist vergrößertes Schilddrüsenvolumen mit inhomogenem, ggf. beginnend knotig umgebauter Parenchym. Keine Echoarmut
Immunthyreopathien
• Morbus Basedow - Vergrößerte oder normal große Schilddrüse mit diffus echoarmer, teils inhomogener Binnenstruktur. Duplexsonographisch diffuse Hypervaskularisation und Flußbeschleunigung ("vaskuläres Inferno") • Autoimmunthyreoiditis - Normal große, kleine oder selten mäßig vergrößerte Schilddrüse mit diffus echoarmer, teils inhomogener Binnenstruktur. Verminderte oder diffus vermehrte Vaskularisation
Andere Ursachen der latenten Hyperthyreose
• Subakute Thyreoiditis de Quervain - Inhomogene Binnenstruktur mit unscharf begrenzten, teils konfluierenden echoarmen Arealen. Duplexsonographisch gering vermehrter Blutfluß in den betroffenen Parenchymbezirken. • Postpartale Thyreoiditis - Normale sonographische Darstellung der Schilddrüse oder Zeichen der Autoimmunthyreoiditis (s.o.) • HCG-abhängige Formen, faktitielle Hyperthyreose - Normale sonographische Darstellung der Schilddrüse und duplexsonographisch normaler Blutfluß über dem Schilddrüsenparenchym

Tab. 5.3: Übersicht über die wichtigsten Befunde der konventionellen B-Mode-Sonographie und der Farbduplexsonographie bei den verschiedenen Ursachen der latenten Hyperthyreose.

Bei Patienten mit niedrigem Tc-Uptake unter Suppressionsbedingungen (<1,0 %) kann, wenn keine Iodkontamination vorliegt, eine funktionell relevante Schilddrüsenautonomie ausgeschlossen werden. In diesen Fällen sollte nach schilddrüsenunabhängigen Ursachen für die TSH-Erniedrigung gesucht werden.

5.5.2.3. Bestimmung von Schilddrüsenautoantikörpern

Die Bestimmung von Schilddrüsenautoantikörpern besitzt in der Diagnostik der latenten Hyperthyreose untergeordnete Bedeutung. Sie ist nur indiziert, wenn eine Schilddrüsenautonomie als Ursache der Funktionsstörung unwahrscheinlich ist und sich der Verdacht auf eine Autoimmunthyreopathie ergibt.

Die Bestimmung der **TSH-Rezeptor-Antikörper** ist angezeigt bei Verdacht auf das Vorliegen einer immunogenen Hyperthyreose vom Typ Morbus Basedow, der im Initialstadium mit einer latenten Hyperthyreose einghergehen kann. In diesen Fällen ist mit modernen Verfahren in über 90 % der Fälle mit einem positiven Antikörpernachweis zu rechnen. Die Bestimmung der **TPO-Antikörper** und ggf. auch der **Tg-Antikörper** ist bei Verdacht auf eine Autoimmuntyhreoiditis indiziert. Auch hier kann in der Frühphase eine latent oder auch manifest hyperthyreote Stoffwechsellage vorliegen. Positive Befunde für TPO-AK sind in dieser Patientengruppe in etwa 80 bis 90 % der Fälle zu erwarten.

5.5.2.4. Weitere Untersuchungen

In speziellen Fällen sind weitere Untersuchungen erforderlich, um die Ursache einer latenten Hyperthyreose einzugrenzen. Die subakute Thyreoiditis de Quervain zeigt meist eine deutlich beschleunigte **Blutsenkungsgeschwindigkeit** und eine ausgeprägte Erhöhung des **C-reaktiven Proteins.** Bei der faktitiellen Hyperthyreose ist **Thyreoglobulin** im Serum charakteristischerweise supprimiert. Bei den HCG-abhängigen Formen der latenten Hyperthyreose finden sich deutlich erhöhte **HCG-Spiegel.** Liegen Hinweise für eine Iodkontamination vor oder findet sich ein unerklärlich niedriger Technetium-Uptake in der Schilddrüsenszintigraphie, kann die **Iodbestimmung im Urin** zur Klärung beitragen.

5.6. Seltene Ursachen einer latenten Hyperthyreosen

5.6.1. Schwangerschaftsassoziierte Hyperthyreose

Das humane Choriongonadotropin (HCG) zeigt als Glykoproteinhormon am TSH-Rezeptor eine geringe TSH-ähnliche Wirkung. Dies besitzt klinische Bedeutung nur bei sehr hohen HCG-Spiegeln im Serum. In der Schwangerschaft finden sich die höchsten HCG-Spiegel zwischen der 8. und 12. Schwangerschaftswoche. In dieser Zeit läßt sich bei 5-20 % der Schwangeren eine Suppression der endogenen TSH-Sekretion nachweisen.

5.6.2. Hyperthyreose bei HCG-bildenden Tumoren

Die latenten oder manifesten Hyperthyreosen bei HCG-bildenden Tumoren (Hodentumoren, Chorionkarzinome) beruhen wie die schwangerschaftsassoziierte Hyperthyreose auf der TSH-ähnlichen Wirkung von HCG am TSH-Rezeptor. Eine latente oder manifeste Hyperthyreose ist bei bis zu 50 % dieser Patienten nachweisbar. Die Schilddrüsenfehlfunktion ist jedoch bei abfallenden HCG-Spiegeln unter Therapie in der Regel rasch rückläufig und muß nur in Ausnahmefällen spezifisch behandelt werden.

5.6.3. Latente Hyperthyreose in der Postpartalperiode

Nach Entbindung kann bei bis zu 10 % der Frauen in den ersten Monaten eine postpartale Thyreoiditis auftreten. In der Mehrzahl der Fälle zeigt sie einen milden und klinisch inapparenten Verlauf. In der Frühphase - meist etwa 2 bis 3 Monate postpartal - kommt es charakteristischerweise zu einer latent oder manifest hyperthyreoten Stoffwechsellage. Diese ist verursacht durch eine Ausschüttung von Schilddrüsenhormonen aus destruierten Follikeln. Sie geht häufig spontan innerhalb einiger Wochen in eine latent oder manifest hypothyreote Stoffwechsellage über. In über 90 % der Fälle kommt es in den Folgemonaten zur Ausheilung und Wiederherstellung einer Euthyreose. In einigen Fällen bleibt eine dauerhaft hypothyreote Stoffwechsellage bestehen. TPO-AK sind bei diesen Patientinnen häufig erhöht, TSH-R-AK sind in der Regel auch in der hyperthyreoten Phase nicht nachweisbar.

Literatur

1. Baehre, M., R. Hilgers, C. Lindemann, and D. Emrich. Thyroid autonomy: sensitive detection in vivo and estimation of its functional relevance using quantified high-resolution scintigraphy. Acta Endocrinol 117: 145-153, 1988.

2. Bauch, K. Epidemiology of functional autonomy. Exp Clin Endocrinol Diabetes 106: S16-22, 1998.

3. Brabant, G. Pulsatile und zirkadiane TSH-Sekretion. Klinische Relevanz? Der Internist 39: 619-622, 1998.

4. Engler, H., R. E. Oettli, and W. F. Riesen. Biochemical markers of bone turnover in patients with thyroid dysfunctions and in euthyroid controls: a cross-sectional study. Clin Chim Acta 289: 159-72, 1999.

5. Faber, J., and A. M. Galloe. Changes in bone mass during prolonged subclinical hyperthyroidism due to L-thyroxine treatment: a meta-analysis. Eur J Endocrinol 130: 350-6, 1994.

6. Faber, J., I. W. Jensen, L. Petersen, B. Nygaard, L. Hegedus, and K. Siersbaek-Nielsen. Normalization of serum thyrotrophin by means of radioiodine treatment in subclinical hyperthyroidism: effect on bone loss in postmenopausal women. Clin Endocrinol (Oxf) 48: 285-90, 1998.

7. Foldes, J., G. Tarjan, M. Szathmari, F. Varga, I. Krasznai, and C. Horvath. Bone mineral density in patients with endogeneous subclinical hyperthyroidism: is this thyroid status a risk factor for osteoporosis? Clin Endocrinol 39: 521-527, 1993.

8. Guo, C. Y., A. P. Weetman, and R. Eastell. Longitudinal changes of bone mineral density and bone turnover in postmenopausal women on thyroxine. Clin Endocrinol (Oxf) 46: 301-7, 1997.

9. Gurlek, A., and O. Gedik. Effect of endogenous subclinical hyperthyroidism on bone metabolism and bone mineral density in premenopausal women. Thyroid 9: 539-43, 1999.

10. Hofmann, P., and K. H. Schrotter. Hypophyseal-hypothalamo-thyroid axis in affective disorders. Acta Med Austriaca 26: 123-5, 1999.

11. Krahn, A. D., G. J. Klein, C. R. Kerr, J. Boone, R. Sheldon, M. Green, M. Talajic, X. Wang, and S. Connolly. How useful is thyroid function testing in patients with recent-onset atrial fibrillation? The Canadian Registry of Atrial Fibrillation Investigators. Arch Intern Med 156: 2221-4, 1996.

12. Laurberg, P., K. M. Pedersen, H. Vestergaard, and G. Sigurdsson. High incidence of multinodular toxic goitre in the elderly population in a low iodine intake area vs. high incidence of Graves' disease in the young in a high iodine intake area: comparative surveys of thyrotoxicosis epidemiology in East-Jutland Denmark and Iceland. J Intern Med 229: 415-20, 1991.

13. Lind, P., W. Langsteger, M. Molnar, H. J. Gallowitsch, P. Mikosch, and I. Gomez. Epidemiology of thyroid diseases in iodine sufficiency. Thyroid 8: 1179-83, 1998.

14. Mariotti, S., G. Barbesino, P. Caturegli, L. Bartalena, P. Sansoni, F. Fagnoni, D. Monti, U. Gagliolo, C. Franceschi, and A. Pinchera. Complex alteration of thyroid funtion in healthy centenarians. J Clin Endocrinol Metab 77: 1130-1134, 1993.

15. Mudde, A. H., F. J. L. Reijinders, and A. C. Nieuwenhuijzen Kruseman. Peripheral bone density in women with untreated multinodular goitre. Clin Endocrinol 37: 35-39, 1992.

16. Nakazawa, K., K. Sakurai, N. Hamada, N. Momotani, and K. Ito. Management of atrial fibrillation in the post-thyrotoxic state. Am J Med 72: 903-906, 1982.

17. Saller, B., N. Broda, R. Heydarian, R. Goerges, and K. Mann. Utility of third generation thyrotropin assays in thyroid function testing. Exp Clin Endocrinol Diabetes 106 (Suppl): 29-33, 1998.

18. Saller, B., I. Esser, K. Horn, F. Jockenhövel, M. Klett, J. Köbberling, C. Moll, A. v z Mühlen, F. Raue, O. Schober, T. Schürmeyer, F. Schuppert, and K. Mann. Diagnostik und Therapie von Schilddrüsenkrankheiten - Empfehlungen zur Qualitätssicherung - Sektion Schilddrüse d. Deutschen Gesellschaft für Endokrinologie. Teil I - Diagnostik von Schilddrüsenkrankheiten. Internist 38: 177-185, 1997.

19. Samuels, M. H. Subclinical thyroid disease in the elderly. Thyroid 8: 803-13, 1998.

20. Sandrock, D., T. Olbricht, D. Emrich, G. Benker, and D. Reinwein. Long-term follow-up in patients with autonomous thyroid adenoma. Acta Endocrinol (Copenh) 128: 51-5, 1993.

21. Sawin, C. T., A. Geller, P. A. Wolf, A. J. Belanger, E. Baker, P. Bacharach, P. W. Wilson, E. J. Benjamin, and R. B. D'Agostino. Low serum thyrotropin concentrations as a risk factor for atrial fibrillation in older persons. N Engl J Med 331: 1249-52, 1994.

22. Schaaf, L., T. Pohl, R. Schmidt, I. Vardali, J. Teuber, B. Schlote-Sauter, B. Nowotny, H. Schiebeler, A. Zober, and K. H. Usadel. Screening for thyroid disorders in a working population. Clin Investig 71: 126-31, 1993.

23. Schlote, B., B. Nowotny, L. Schaaf, D. Kleinbohl, R. Schmidt, J. Teuber, R. Paschke, I. Vardarli, S. Kaumeier, and K. H. Usadel. Subclinical hyperthyroidism: physical and mental state of patients. Eur Arch Psychiatry Clin Neurosci 241: 357-64, 1992.

24. Seck, T., C. Scheidt-Nave, R. Ziegler, and J. Pfeilschifter. Prevalence of thyroid gland dysfunctions in 50- to

80-year-old patients. An epidemiologic cross-sectional study in a southwestern community. Med Klin 92: 642-6, 1997.

25. Stoll, H., K. Bauch, C. Eisermann, and H. Döge. Zur Hyperthyreosehäufigkeit im stationären Krankengut von über 60jährigen im Strumaendemiegebiet des Erzgebirges (1993-1995). In: Schilddrüse 1997, edited by C. Reiners and B. Weinheimer. Berlin, New York: Walter de Gruyter, 1998.

26. Uzzan, B., J. Campos, M. Cucherat, P. Nony, J. P. Boissel, and G. Y. Perret. Effects on bone mass of long term treatment with thyroid hormones: A meta-analysis. J Clin Endocrinol Metab 81: 4278-4289, 1996.

27. Wiersinga, W. M. Subclinical hypothyroidism and hyperthyroidism. I. Prevalence and clinical relevance. Neth J Med 46: 197-204, 1995.

Medikamentöse Therapie latenter Hyperthyreosen - eine multizentrische Untersuchung

6. Medikamentöse Therapie latenter Hyperthyreosen - eine multizentrische Untersuchung

6.1. Einleitung

Durch die zunehmende Häufigkeit eines TSH-Screenings, insbesondere auch im stationären Bereich, werden immer mehr Patienten mit latenter Hyperthyreose diagnostiziert. Definitionsgemäß liegt eine latente Hyperthyreose bei einem erniedrigten basalen TSH (< 0,1 µU/ml) und normalen peripheren Schilddrüsenparametern vor. Somit stellt sich immer häufiger auch die Frage nach der klinischen Relevanz dieser Entität.

"Subklinische Hyperthyreose - nur eine niedrige Serum TSH Konzentration, oder ein wenig mehr?"(18). Mit dieser Überschrift zu einem Editorial im New England Journal of Medicine im Jahr 1994 wurde treffend das derzeit vorherrschende Umdenken bezüglich der Bedeutung und Behandlungsbedürftigkeit der latenten Funktionsstörungen der Schilddrüse charakterisiert. Wenngleich bei der latenten Hyperthyreose die peripheren Schilddrüsenparameter im Normbereich gelegen sind, scheint doch im Einzelfall eine gewisse Abweichung vom persönlichen Sollwert nach oben vorzuliegen. Dies führt dazu, daß bei genauer Anamnese oft mono- oder oligosymptomatische Verlaufsformen einer Schilddrüsenüberfunktion nachgewiesen werden können, deren Ausprägung allerdings nicht das Vollbild einer manifesten Hyperthyreose erreichen.

Neuere Untersuchungen belegen, daß auch bei latenter Hyperthyreose Stoffwechselveränderungen nachgewiesen werden können. So ist der Energiestoffwechsel des Skelettmuskels, ermittelt anhand der Phosphokreatin-Konzentration, bei latenter Hyperthyreose in gleichem Maße verändert wie bei der manifesten Hyperthyreose (16).

Die Abschätzung des Risikos eines Übergangs einer latenten in eine manifeste Hyperthyreose und die Bewertung der kardialen Risiken bei begleitenden Herzrhythmusstörungen führen derzeit zu einer Neubewertung der Therapiebedürftigkeit der latenten Hyperthyreose.

Im Rahmen einer multizentrischen Therapiestudie sollten deshalb symptomatische Patienten mit latenter Hyperthyreose erfaßt und die Effektivität und Verträglichkeit einer thyreostatischen Therapie mit Thiamazol beurteilt werden. Ziel war auch zu prüfen, wie effektiv durch eine probatorische thyreostatische Therapie bei Patienten mit latenter Hyperthyreose der Zusammenhang zwischen Schilddrüsenfunktionsstörung und klinischer Symptomatik gesichert werden kann.

6.2. Methodik

In die vorliegende Untersuchung wurden im Rahmen einer offenen multizentrischen Therapiestudie (157 Zentren) zur Dokumentation der Wirksamkeit und Verträglichkeit des Thyreostatikums Thiamazol (Methizol®) 847 Patienten aufgenommen. Einschlußkriterium war eine Symptomatik, die mit einer Hyperthyreose vereinbar war, Ausschlußkriterium eine Medikation mit Schilddrüsenhormonen sowie die Kontraindikationen gemäß der Gebrauchsinformation. Eine Iodkontamination war kein Kriterium zum Ausschluß eines Patienten, für die Therapieplanung wurde jedoch auf die eventuell notwendige höhere Dosierung des Thyreostatikums zur Linderung oder Besserung der Beschwerden hingewiesen.

Die Behandlung mit Thiamazol wurde über einen Zeitraum von 3 Monaten dokumentiert. Nach der Eingangsuntersuchung erfolgten Verlaufskontrollen nach 2, 4, 8 und 12 Wochen. Dabei wurden neben den klinischen (Puls, Blutdruck, Gewicht) und laborchemischen Basisparametern (TSH, periphere Schilddrüsenhormone, Leukozyten, AP, GOT) die EKG-Befunde sowie die psychische Symptomatik (Depressivität, Ängstlichkeit, Reizbarkeit, Nervosität und Veränderungen der Psychomotorik) anhand eines Fragebogens erfaßt.

Die Auswertung erfolgte mit Hilfe deskriptiver statistischer Methoden unter Verwendung des Programmpaketes SPSS 7.5.2. Mittelwerte sind, soweit nicht anders beschrieben, mit den Standardabweichungen angegeben.

6.3. Ergebnisse

Insgesamt wurden 847 Patienten in 157 Prüfzentren in die Untersuchung eingeschlossen. Davon kamen 371 Patienten (280 Frauen, 91 Männer, Alter 57 + 14 Jahre (24 - 86 Jahre)), die die Kriterien der latenten Hyperthyreose erfüllten, in die Auswertung.

6.3.1. Thiamazol-Dosierung und Verlauf der Laborparameter

Die vorgegebene Dosisempfehlung für die Initialdosis von Thiamazol war 5-10 mg/Tag für 3-6 Wochen, danach 2,5-5 mg/Tag als Erhaltungsdosis. Die tatsächlich eingesetzte Initialdosis ist in Tab. 6.1 angegeben. Danach betrug die **Initialdosis** von Thiamazol bei 139 Patienten 2,5 -5 mg/Tag, 194 Patienten erhielten 7,5 - 10 mg/Tag, bei 38 Patienten wurde eine höhere Dosis eingesetzt. Am Ende der Anwendungsbeobachtung erhielten 82,2 % (305 Patienten) eine **Erhaltungsdosis** von 2,5 - 5 mg Thiamazol/Tag.

Initialdosis (mg/Tag)	Anzahl	
	n	%
≥2,5 bis <5	7	1,9
5	132	35,6
> 5 bis < 10	2	0,5
10	192	51,8
> 10 bis < 25	36	9,7
≥25	1	0,3
keine Angabe	1	0,3
total	371	100,0

Tab. 6.1: Initialdosis von Thiamazol bei Patienten mit latenter Hyperthyreose.

Unter der Therapie konnte ein Anstieg des **basalen TSH** von 0,066 + 0,065 µU/ml auf 0,684 + 2,586 µU/ml nach 4 Wochen bzw. 1,133 + 1,471 µU/ml nach 12 Wochen beobachtet werden (☞ Abb. 6.1). Immerhin wurde bei 72 Patienten (19,4 %) auch nach Abschluß der Beobachtungsphase keine vollständige Normalisierung des basalen TSH erzielt. Eine erhöhte TSH-Konzentration zu irgendeinem Beobachtungszeitpunkt wurde nur in 6 Fällen (1,6 %) dokumentiert.

6.3.2. Verlauf von Vitalparametern und Herzrhythmusstörungen unter der Therapie

Die Herzfrequenz fiel unter Therapie bei Patienten ohne jede relevante kardiale Begleitmedikation (β-Blocker, ACE-Hemmer, Calcium-Antagonisten) von initial 90 + 16/min auf 74 + 15/min am Ende der Therapiebeobachtung ab. Bei Patienten mit relevanter Begleitmedikation war der Verlauf der Herzfrequenz unter der thyreostatischen Therapie vergleichbar mit einem Rückgang von 92 + 18/min auf 75 + 17/min (☞ Abb. 6.1). Im Durchschnitt kam es nach 12-wöchiger Therapie zu einer Gewichtszunahme von 1,5 + 2,4 kg.

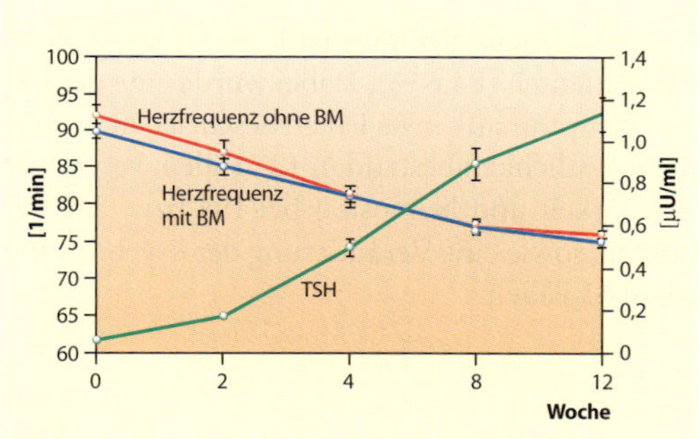

Abb. 6.1: Verlauf von Herzfrequenz und basalem TSH bei Patienten mit latenter Hyperthyreose unter thyreostatischer Therapie mit Thiamazol (x ± SEM, BM = relevante Begleitmedikation).

EKG-Veränderungen bestanden initial bei 181 Patienten (48,8 %). Am häufigsten wurde dabei die Sinustachykardie (30,5 % der Fälle) beschrieben, bei 14,3 % der Patienten lag eine supraventrikuläre Extrasystolie vor, 10 % wiesen eine absolute Arrhythmie auf, in 7,8 % bestanden ventrikuläre Extrasystolen. Der Verlauf der EKG-Veränderungen unter Therapie ist in Abb. 6.2 dargestellt. Bereits nach 4 Wochen Therapie zeigte sich eine **deutliche Besserung aller EKG-Veränderungen**. Nach 12 wöchiger Behandlung konnte eine Besserung (Reduktion der Herzfrequenz oder der Häufigkeit der Extrasystolen bzw. Remission der absoluten Arrhythmie) der EKG-Veränderungen von 70,7 % beobachtet werden. Die Sinustachykardie besserte sich bei 79,6 % der Fälle, die supraventrikuläre Extrasystolie bei 79,2 %, die ventrikuläre Extrasystolie bei 66,7 % und die absolute Arrhythmie bei 40,5 % der Fälle.

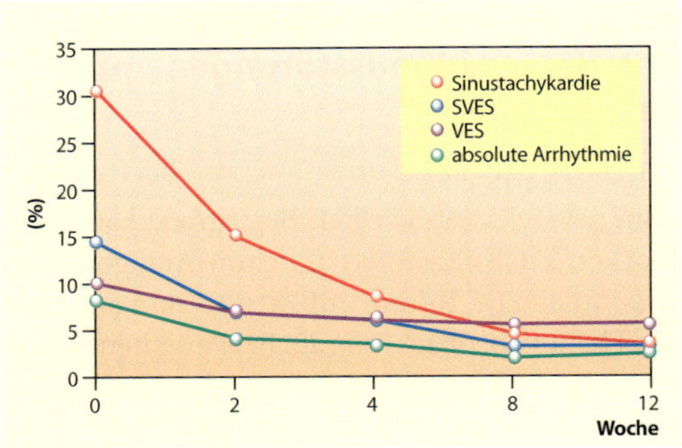

Abb. 6.2: Verlauf der EKG-Veränderungen bei Patienten mit latenter Hyperthyreose unter thyreostatischer Therapie mit Thiamazol.

6.3.3. Veränderungen der psychischen Symptomatik unter Therapie

Eine psychische Symptomatik bestand initial bei 314 Patienten (84,6 %). Dabei wurde eine depressive Symptomatik in 88 Fällen beschrieben, abnorme Ängstlichkeit bestand in 127 Fällen, vermehrte Reizbarkeit und Nervosität bei 194 bzw. 262 Patienten, sowie eine Veränderung der Psychomotorik in 61 Fällen.

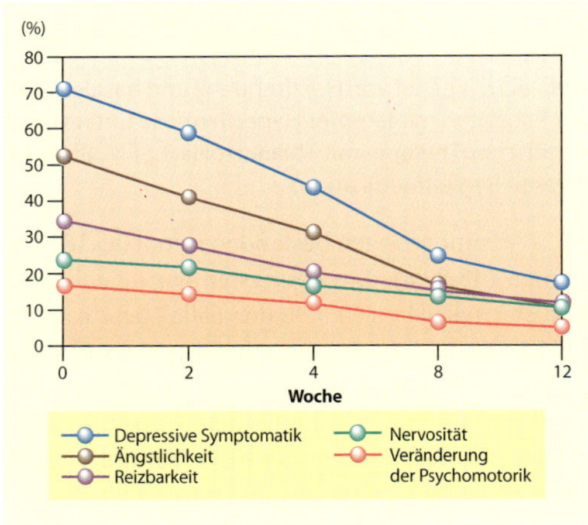

Abb. 6.3: Verlauf der psychischen Symptomatik bei Patienten mit latenter Hyperthyreose unter thyreostatischer Therapie mit Thiamazol.

Die Häufigkeit psychischer Symptome unter Therapie ist in Abb. 6.3. dargestellt. Dabei zeigt sich im Vergleich zu den EKG-Veränderungen ein deutlich langsameres Ansprechen auf die thyreostatische Therapie, erst nach einer Therapiedauer von 8 Wochen konnte ein **eindeutiger Rückgang** der Frequenz dieser Symptome nachgewiesen werden.

Insgesamt konnte eine Remissionsrate psychischer Symptome von 66 % ermittelt werden, diese lag bei den einzelnen Symptomen zwischen 58 und 81 % (☞ Tab. 6.2).

	n	%
depressive Symptomatik	51/88	58
Ängstlichkeit	86/127	68
Reizbarkeit	157/194	81
Nervosität	201/262	77
Veränderungen der Psychomotorik	44/61	72
gesamt	207/314	66

Tab. 6.2: Remissionsraten der psychischen Symptomatik bei Patienten mit latenter Hyperthyreose unter thyreostatischer Therapie mit Thiamazol.

6.3.4. Wirksamkeit der thyreostatischen Therapie

Die Wirksamkeit wurde von den behandelnden Ärzten insgesamt als sehr gut bis gut bewertet und nur in 2 Fällen als schlecht (☞ Tab. 6.3). Auch die **Verträglichkeit** wurde insgesamt mit sehr gut bis gut bewertet, nur in 3 Fällen mit schlecht bzw. sehr schlecht. Dabei wurden in jeweils einem Fall ein Exanthem sowie ein pathologischer Leberfunktionstest beschrieben, diese unerwünschten Nebenwirkungen führten zum **Therapieabbruch** (0,5 % der Fälle). In einem weiteren Fall wurde eine Erhöhung der GOT beobachtet, die Therapie jedoch fortgesetzt.

Beurteilung	Verträglichkeit		Wirksamkeit	
	n	%	n	%
sehr gut	256	69,0	233	62,8
gut	107	28,8	120	32,3
mäßig	4	1,1	16	4,3
schlecht	3	0,8	2	0,5
keine Angaben	1	0,3	0	0

Tab. 6.3: Abschließende Beurteilung der Wirksamkeit und Verträglichkeit der thyreostatischen Therapie mit Thiamazol bei Patienten mit latenter Hyperthyreose.

Eine Weiterbehandlung war bei 307 Patienten (82,7 %) geplant, wobei die thyreostatische Therapie bei 292 Patienten (78,7 %) zunächst fortgesetzt werden sollte (☞ Tab. 6.4). Eine Radioiodtherapie oder Operation war in 42 (11,3 %) bzw. 34 (9,2 %) Fällen geplant, bei 4 Patienten war über das weitere Procedere noch nicht entschieden worden.

Art der Weiterbehandlung	n	%
keine Weiterbehandlung	64	17,3
Thiamazol	292	78,7
Radioiodtherapie	42	11,3
Operation	34	9,2
noch keine Entscheidung	4	1,1

Tab. 6.4: Weiterführende Behandlung nach Abschluß der Anwendungsbeobachtung.

6.4. Konsequenzen

Die heutige Datenlage sollte, wie auch in den letzten Jahren zum Teil geschehen, auch vor dem Hintergrund der hier vorgestellten Untersuchungen zu einem Umdenken bei der Indikationsstellung zur Therapie der latenten Hyperthyreose führen. So sind weder ein therapeutischer Nihilismus noch eine grundsätzliche Therapieindikation gerechtfertigt (1, 3, 4, 10,12, 14, 15).

Um die Frage nach der Behandlungsindikation im Einzelfall beantworten zu können, ist eine sorgfältige Abwägung der akuten Gefährdung des Patienten, des aktuellen Leidensdrucks, insbesondere bei psychischen Symptomen, sowie der zukünftigen Risikokonstellation erforderlich.

Mögliche Gründe für eine Therapie sind z.B.

- schwerwiegende Begleiterkrankungen, die mit einer Gefährdung des Patienten im Falle der manifesten Hyperthyreose einhergehen
- die wahrscheinliche Notwendigkeit einer zukünftigen diagnostischen und/oder therapeutischen Iodapplikation
- Herzrhythmusstörungen, insbesondere die absolute Arrhythmie, wenn der Zusammenhang mit der latenten Hyperthyreose gesichert oder zumindest wahrscheinlich ist (15)

Wenn sich bei einer latenten Hyperthyreose eine Behandlungsindikation ergibt, sollte man sich analog wie in Fällen einer manifesten Hyperthyreose verhalten. Aufgrund der hier erhobenen Befunde **kann bei Unsicherheit über den Zusammenhang der Symptomatik des Patienten mit der latenten Hyperthyreose, z.B. bei intermittierender absoluter Arrhythmie, initial ein Therapieversuch mit Thyreostatika empfohlen werden** (☞ Kap. 7.). Dafür sprechen die hier beobachteten Remissionsraten von 66 % bzw. 70,7 % für psychische Symptome bzw. EKG-Veränderungen. Auch bei manifester Hyperthyreose war ein Vorhofflimmern zu 60 % nach thyreostatischer Therapie reversibel (6).

Da die Nebenwirkungsrate der verschiedenen Thyreostatika mit der kumulativen Dosis signifikant ansteigt, sollte **eine möglichst niedrig dosierte Behandlung** durchgeführt werden (5, 17). Als Initialdosis bietet sich z.B. eine Behandlung mit 5 - 10 mg/Tag Thiamazol über maximal 3 - 6 Wochen an, als Erhaltungsdosis sind in aller Regel 2,5 - 5 mg/Tag ausreichend. Darunter sind insbesondere die schwerwiegenden Nebenwirkungen wie Leberschädigung, Thrombo- und Granulozytopenie bis hin zur Agranulozytose bzw. Panzytopenie, nur sehr selten zu beobachten. Dies konnte durch die in der vorliegenden Studie überwiegend mit gut bis sehr gut bewertete Verträglichkeit bestätigt werden, gravierende Nebenwirkungen wurden nicht erfaßt.

Ist kein Effekt der probatorischen Therapie auf die zur Behandlung führenden Symptome zu erzielen, sollte die Differentialdiagnostik erneut aufgerollt werden. Spätestens nach 3 Monaten wäre in einem solchen Fall die thyreostatische Therapie abzubrechen. Ist nach Erreichen einer Euthyreose und klinischer Besserung ein Zusammenhang der Symptomatik mit der Schilddrüsenfunktionsstörung wahrscheinlich, sollte anschließend ein definitives Therapieverfahren, wie Radioiodtherapie oder Operation, angestrebt werden.

Literatur

1. Biondi B, Fazio S, Cuocolo A, Sabatini D, Nicolai E, Lombardi G, Salvatore M, Sacca L: Impaired cardiac reserve and exercise capacity in patients receiving long-term thyrotropin suppressive therapy with levothyroxine. J Clin Endocr Metab 1996; 81: 4224.

2. Bottermann P, Parassiri A, Henderkott U: Screening-Diagnostik zur Erfassung unerkannter manifester und latenter Hyperthyreosen in einem Struma-Endemiegebiet. Inn Med 1990; 17: 38.

3. Ching GW, Franklyn GA, Stallard TJ, Daykin J, Sheppard MC, Gammage MD: Cardiac hypertrophy as a re-

sult of long-term thyroxine therapy and thyrotoxicosis. Heart 1996; 75: 363.

4. Joseph K: Funktionelle Autonomie und iodinduzierte Hyperthyreose: Iodmedikation und Hyperthyreose. Akt Endokr Stoffw 1992; 13: 102.

5. Meyer-Gessner M, Benker G, Olbricht T, Windeck R, Cissewski K, Reiners C, Reinwein D: Nebenwirkungen der antithyreoidalen Therapie der Hyperthyreose. Dtsch Med Wochenschr 1989; 114: 166.

6. Nakazawa HK, Sakurai K, Hamada N, Momotani N, Ito K: Management of atrial fibrillation in the post-thyrotoxic state. Amer J Med 1982; 72: 903.

7. Nowotny B, Teuber J, an der Heiden W, Schlote B, Kleinböhl D, Schmidt R, Kaumeier S, Usadel KH: Die Rolle des TSH für psychische Veränderungen und Befindlichkeits-veränderungen bei Schilddrüsenfunktionsstörungen. Klin Wochenschr 1990; 68: 964.

8. Parle JV, Franklyn JA, Cross KW, Jones SC, Sheppard MC: Prevalence and follow-up of abnormal thyrotropin (TSH) concentrations in the elderly in the United Kingdom. Clin Endocrinol 1991; 151: 77.

9. Röckel M, Teuber J, Schmidt R, Kaumeier S, Häfner H, Usadel KH: Korrelation einer "latenten Hyperthyreose" mit psychischen und somatischen Veränderungen. Klin Wochenschr 1987; 65: 264.

10. Sandrock D, Olbricht T, Emrich D, Benker G, Reinwein D: Long-term follow-up in patients with autonomous thyroid adenoma. Acta Endocrinol (Copenh) 1993; 128: 51.

11. Sawin CT, Gellner A, Kaplan MM, Bacharach P, Wilson WF, Hershmann JM: Low serum thyrotropin (thyroid-stimulating hormone) in older persons without hyperthyroidism. Arch Intern Med 1991; 151: 165.

12. Sawin CT, Geller A, Wolt PA, Belanger AJ, Baker E, Bacharach P, Peter BA, Wilson WF, Benjamin EJ, D'Agostino RB: Low serum thyrotropin concentrations as a risk factor for atrial fibrillation in older persons. NEJM 1994; 331: 1249.

13. Siebers MJ, Drinka PJ, Vergauwen C: Hyperthyreoidism as a cause of atrial fibrillation in long term care. Arch intern Med 1992; 152: 2063.

14. Steidle B, Grehn S, Seif FJ: Iodinduzierte Hyperthyreose durch Kontrastmittel. Dtsch med Wochenschr 1979; 104: 1435.

15. Tenerz A, Forberg R, Jansson R: Is a more active attitude warranted in patients with subclinical thyrotoxicosis? J Int Med 1990; 228: 229.

16. Theissen P, Kaldewey S, Moka D, Bunke J, Voth E, Schicha H: ^{31}Phosphor-Kernspinspektroskopie: Gestörter Energiestoffwechsel bei latenter Hyperthyreose. Nuklearmedizin 1993; 32: 134.

17. Tuschy U, Gunschera J: Nebenwirkungen des Thiamazols - Erfurt 1967 bis 1990. Der Kassenarzt 1993; 33: 37.

18. Utinger RD: Subclinical hyperthyroidism - just a low serum thyrotropin concentration, or something more? NEJM 1994; 331: 1302.

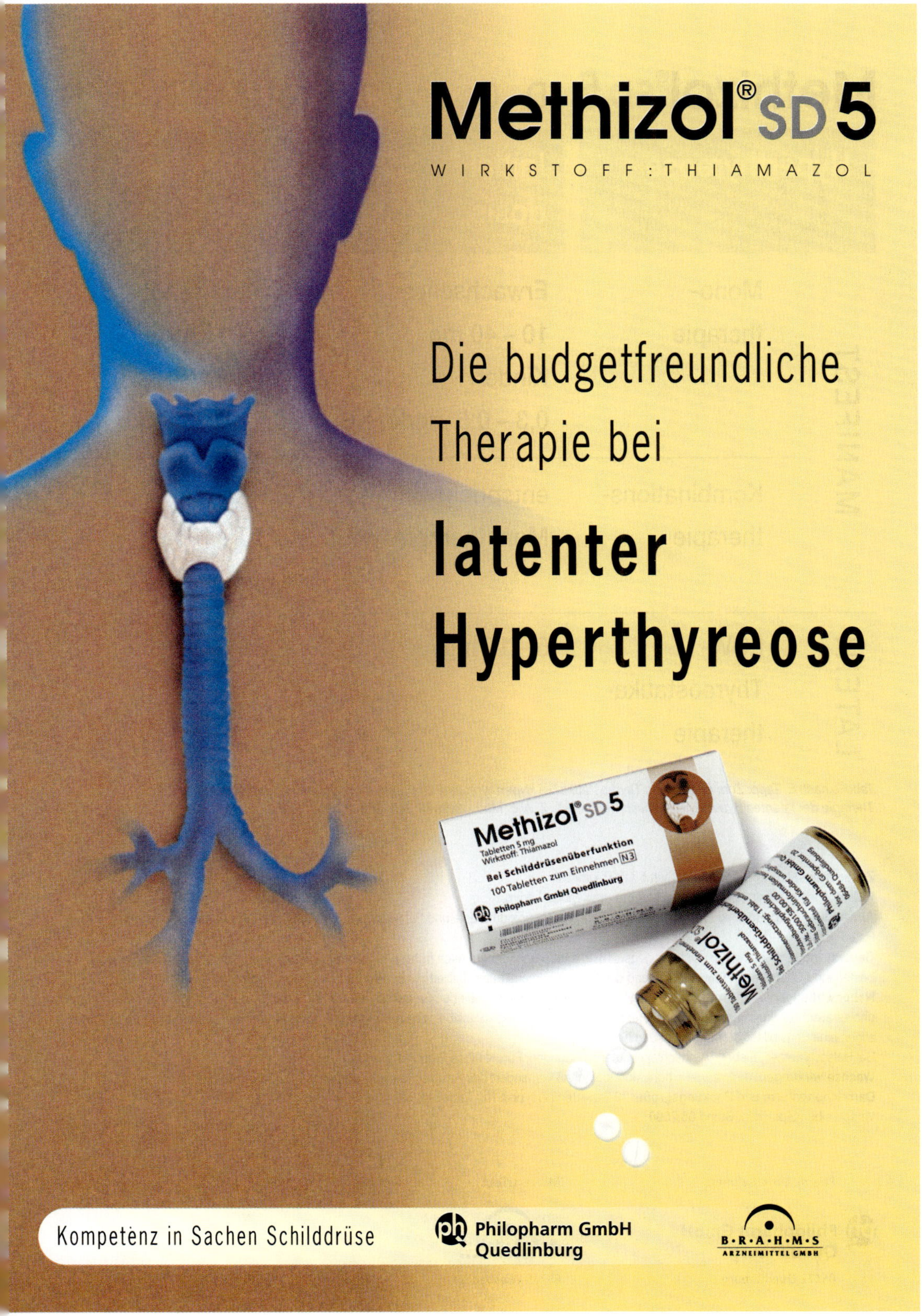

Methizol® SD 5
WIRKSTOFF: THIAMAZOL
Die budgetfreundliche
Therapie bei
latenter
Hyperthyreose
Methizol® SD 5
Tabletten 5 mg
Wirkstoff: Thiamazol
Bei Schilddrüsenüberfunktion
100 Tabletten zum Einnehmen N3
Philopharm GmbH Quedlinburg
Kompetenz in Sachen Schilddrüse
Philopharm GmbH
Quedlinburg
B·R·A·H·M·S
ARZNEIMITTEL GMBH

Methizol® SD 5 DOSIERUNGEN

Hyperthyreose		Initialdosis	Erhaltungsdosis
MANIFEST	Monotherapie	Erwachsene: 10 – 40 mg Kinder: 0,3 – 0,5 mg/kg KG	Erwachsene: 2,5 – 10 mg Kinder: 0,2 – 0,3 mg/kg KG
MANIFEST	Kombinationstherapie	entspricht Monotherapie	5 – 20 mg + 50 – 100 µg Levothyroxin
LATENT	LOW-Thyreostatikatherapie	5 – 10 mg	2,5 – 5 mg

Tabelle nach E. Tapp: Zum Einsatz von Thyreostatika bei Hyperthyreosen; Literaturreview; Johann Ambrosius Barth 1996
Therapie der latenten Hyperthyreose nach Deuß et al., Z. Allg. Med. 1999; 75: 705-709

Zusammensetzung: 1 Tablette enthält 5 mg Thiamazol.
Hilfsstoffe: Kartoffelstärke, Lactose, Magnesiumstearat, Talkum.
Anwendungsgebiete: Hyperthyreose, Vorbereitung zur Radiojodtherapie und Schilddrüsenoperation, Intervallbehandlung nach einer Radiojodtherapie.
Gegenanzeigen: Überempfindlichkeit gegen Thiamazol, insbesondere nach früherer Knochenmarkschädigung, Blutbildveränderungen, bestehende Cholestase, Hinweis: Während der Schwangerschaft und Stillzeit nur in niedrigst wirksamer Dosierung.
Nebenwirkungen: Allergische Hauterscheinungen, selten Arzneimittelfieber, Gelenkschmerzen und Geschmacksstörungen. Einzelfälle von cholestatischem Ikterus oder toxischer Hepatitis, Knochenmarksdepression mit Agranulozytose, Lymphadenitis, Lupus erythematodes und allgemeine Sensibilitätsstörungen wurden beschrieben.
Bei Halsschmerzen, Fieber, Mundschleimhautentzündungen, Furunkulose Präparat absetzen.
Wechselwirkungen: Jodmangel erhöht, Jodüberschuß vermindert das Ansprechen auf Thiamazol.
Darreichungsform und Packungsgröße: 20 Tabletten (N1) und 100 Tabletten (N3).
Verschreibungspflichtig. Stand 08.2000

Pharm. Unternehmer:
Philopharm GmbH Quedlinburg
06472 Quedlinburg

Mitvertrieb:
B·R·A·H·M·S ARZNEIMITTEL GMBH
65205 Wiesbaden

Therapie latenter Hyperthyreosen - Vorschlag für die differential-therapeutische Entscheidung

7. Therapie latenter Hyperthyreosen - Vorschlag für die differentialtherapeutische Entscheidung

Die Häufigkeit der Laborkonstellation einer latenten Hyperthyreose zwingt zu Überlegungen über das weitere Vorgehen unter sorgfältiger Abwägung von Risiko und Nutzen im Einzelfall. Ein zusammenfassendes Konzept für den Algorithmus der ärztlichen Entscheidung, wie es sich uns in der täglichen Praxis bewährt, wird in der Abb. 7.1 vorgestellt. Über die **diagnostischen Schritte** (A-C) gelangt man zu einer der **definierten Diagnosen** (I-IV) mit den jeweiligen Optionen der **individuellen weiteren Betreuung.**

Als grenzwertig und allenfalls grobmaschig kontrollbedürftig sind TSH-Werte in der Grauzone zwischen 0,1 und 0,4 mE/l bei gleichzeitig normalen peripheren Schilddrüsenhormonspiegeln anzusehen. Der Nachweis eines supprimierten TSH-Wertes unter 0,1 mE/l bei normalen Spiegeln von FT3 und FT4 im Sinne einer latent hyperthyreoten Stoffwechsellage erlaubt per se erst einmal nur die Feststellung einer "Laborkonstellation einer latenten Hyperthyreose" und sollte konsequenterweise auch so deklariert werden. Sie stellt keine Krankheit dar, sondern signalisiert vorerst lediglich die Hormonspiegel in der Peripherie als Ausdruck der

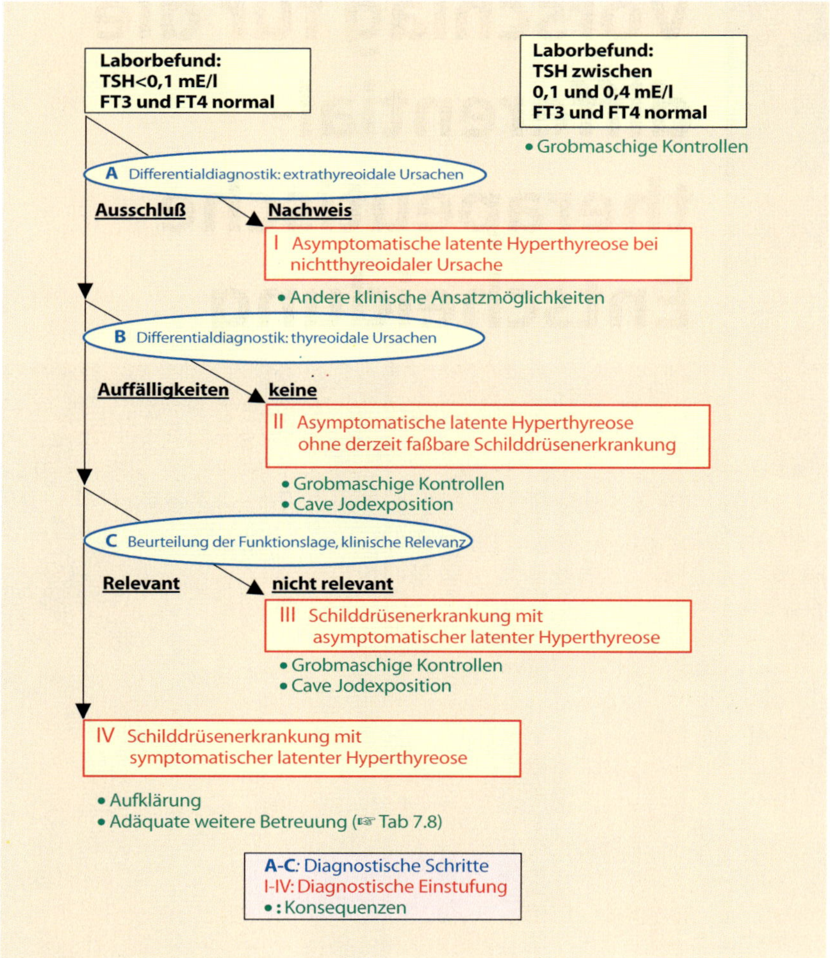

Abb. 7.1: Algorithmus der ärztlichen Entscheidung.

aktuellen Sekretionsleistung der Schilddrüse sowie mannigfaltiger modifizierender extrathyreoidaler Einflüsse (☞ Tab. 7.1). Letztere sind **differentialdiagnostisch** in einem ersten Schritt (A) soweit als möglich auszuschließen (Diagnose I in Abb. 7.1), bevor die Stoffwechsellage diagnostisch als latent hyperthyreot im Sinne einer Thyreopathie eingeschätzt werden darf (3,4,9,18,21,24,36). Der TRH-Test hilft in dieser Situation nicht wünschenswert weiter; er ist aus heutiger Sicht in der Abklärung der latenten Hyperthyreose überflüssig, die Verwendung eines ultrasensitiven TSH-Assays der dritten Generation mit einer funktionellen Sensitivität < 0,05 mE/l und einem Variationskoeffizienten deutlich unter 20 % vorausgesetzt (31).

- Schwere andere Erkrankungen (Nonthyroidal illness, NTI): Organinsuffizienzen, Tumoren, Hunger, Anorexie, Alkoholismus, Cushing-Syndrom, Hypophysenvorderlappeninsuffizienz, Nebennierenrindeninsuffizienz, "Critical illness"
- Medikamente: Schilddrüsenhormone, Iodid, Glukokortikoide, Dopamin und -agonisten, Somatostatin und -analoga, Neuroleptika, Phenytoin, Kalziumantagonisten, Salizylate, Heparin
- Fortgeschrittenes Alter
- Depression
- Labortechnische Störeinflüsse

Tab. 7.1: Nichtthyreoidale Ursachen für eine Laborkonstellation der latenten Hyperthyreose (TSH-Suppression, FT3 und FT4 normal) (s. auch Kap. 3.).

Bei einem weiteren Teil der Patienten ist die Erklärung in einer der naheliegenden Schilddrüsenerkrankungen zu suchen (☞ Tab. 7.2). Erst nach deren Abgrenzung ist die endgültige Einstufung als eine der thyreoidal bedingten latenten Hyperthyreoseformen berechtigt und ähnlich wie bei den manifesten Hyperthyreosen ist dann die **kausale Abklärung** (B) erforderlich. Tab. 7.3 zeigt eine gering modifizierte Zusammenstellung der wesentlichen Ursachen einer latenten oder manifesten Schilddrüsenüberfunktion. Gering abweichend von der komplexen Zusammenstellung in Kap. 2. ist sie, orientiert an der Bedeutung der Ursachen, vereinfacht und dadurch etwas einprägsamer und überschaubarer.

- Schilddrüsenhormontherapie
- Iodidtherapie
- Behandelte Hyperthyreosen jeder Genese (während und öfter persistierend auch nach Therapie)
- Latente Hyperthyreose jeder Genese
  - Asymptomatische latente Hyperthyreose (inzidentelle biochemische Aktivität)
  - Symptomatische latente Hyperthyreose

Tab. 7.2: Thyreoidale Ursachen für eine Laborkonstellation der latenten Hyperthyreose (TSH-Suppression, FT3 und FT4 normal) (☞ Kap. 3.).

1. Funktionelle thyreoidale Autonomie (M. Plummer)
• disseminiert • unifokal • multifokal
2. Autoimmunhyperthyreose (M. Basedow)
• Marine-Lenhart-Syndrom
3. Thyreoiditis
• chronisch lymphozytär (Hashimoto) • subakut (de Quervain)
4. Hyperthyreosis factitia
5. Seltene Ursachen
• Zentrale Schilddrüsenhormonresistenz • Thyreotropinom • Schwangerschaftsassoziierte Hyperthyreose, Trophoblasterkrankungen (HCG) • TSH-R-Mutationen • Schilddrüsenkarzinom

Tab. 7.3: Ursachen einer latenten oder manifesten Schilddrüsenüberfunktion (praktikable Orientierungshilfe).

Die Einzelheiten der kausalen Differentialdiagnostik unterscheiden sich nicht von denen bei manifesten Hyperthyreosen (☞ Kap. 3), meist handelt es sich in der Praxis nach eigenen Erfahrungen um eine der Formen einer funktionellen Autonomie. Aus klinischer Sicht sprechen dafür eine Strumadauer von mehr als 10 Jahren, eine Strumagröße von mehr als 50 ml, die Nodularität der Struma und ein Alter der Betroffenen über 40 Jahre. Nur in reichlich mit Iod versorgten Gebieten ist der M. Basedow häufiger (15). Alle anderen Ursachen treten in ihrer Bedeutung deutlich zurück, nicht anders als bei manifesten Hyperthyreosen.

Als nächster Schritt (C) erfolgt der Versuch einer **Beurteilung der klinischen Relevanz** und der **Therapiebedürftigkeit** (☞ Tab. 7.4), wesentlich mitbestimmt von der Art der verursachenden Thyreopathie und der Beurteilung der **Prognose**, also der Einschätzung des Risikos der Manifestation einer Hyperthyreose.

- **Klinisch empirische Einschätzung** des Zusammenhangs der latent hyperthyreoten Stoffwechselsituation mit dem eventuellen Beschwerdebild
- **Prognostische Einschätzung** (Risiko der Entwicklung einer manifesten Hyperthyreose)

Tab. 7.4: Einschätzung der klinischen Relevanz einer latent hyperthyreoten Stoffwechselsituation (Grundlage der ärztlichen therapeutischen Entscheidung im Einzelfall).

Dies ist eine anspruchsvolle Aufgabe, die Erfahrung voraussetzt und der Berücksichtigung aller verfügbaren Informationen im Einzelfall bedarf. Für die meist zugrundeliegende Autonomie geht man aus von einer nicht so hohen Rate der klinischen Manifestation der Hyperthyreose von etwa 5 % der Fälle pro Jahr. Naturgemäß sind die Zahlenangaben aus den einzelnen Studien unterschiedlich, bewegen sich aber mehrheitlich in dieser Größenordnung (1, 2, 6, 12, 14, 16, 20, 23, 28, 29, 30, 32, 33). Das Risiko der Entgleisung steigt wahrscheinlich mit den in der Tab. 7.5 genannten Faktoren, die mit kritischen Vorbehalt als ein gewisses Maß für die Quantität und Aktivität der Autonomie dienen können. Bei aller Zurückhaltung in der Bewertung (Sensitivität und Spezifität beispielsweise sind bisher nicht ausreichend quantifiziert), sind dies nach eigener Vorstellung dennoch praktikable Kriterien, solange uns keine bessere Vorgehensweise zu Verfügung steht.

- höhere **Autonomiemasse** (kritisches Volumen um [12-]15 ml nach sonographischer und szintigraphischer Abschätzung)*
- höherer **Autonomiegrad** (TcTU unter Suppressionsbedingungen über [2-] 3 %)**
- höhere **Iodzufuhr** (deutlich über 200µg/d, insbesondere iatrogen akut durch intravenös appliziertes Röntgenkontrastmittel oder chronisch durch Amiodaron)
- höheres **Alter**

Tab. 7.5: Risikofaktoren für die klinische Manifestation einer latenten hyperthyreoten Stoffwechsellage bei zugrundeliegender funktioneller Autonomie (mit Spielraum für die individuelle Entscheidung);
* Im Schrifttum Angaben zwischen 9 und 16 ml;
** Im Schrifttum Angaben zwischen 2,0 und 3,1 %.

Erst jetzt sind eine befriedigende Aussagen formulierende adäquate **diagnostische Charakterisierung** der Erkrankung im naturwissenschaftlichen Sinne (☞ Tab. 7.6) und eine **therapeutische Entscheidung** (☞ Tab. 7.7) möglich.

- **Definition:** Summe der Erkenntnisse, auf denen das ärztliche Handeln beruht
- **Aussagen:** über das erkrankte Organ zu
  - Ätiologie (Ursache)
  - Pathogenese (Entstehung und Entwicklung)
  - Lokalbefund
  - Funktionszustand
  - Prognose
- **Beispiele:**
  - Struma nodosa (durch Iodmangel) mit unifokaler Autonomie und latenter Hyperthyreose (dezente klinische Symptomatik), Behandlungsbedarf
  - Latente Hyperthyreose (Laborkonstellation?) bei Intensivtherapie (Heparin, Analgetika) und nach Kontrastmittelgabe (Computertomographie), Kontrollbedarf

Tab. 7.6: Idealanforderungen an eine naturwissenschaftlich exakte Diagnose.

- Symptome im Sinne einer (milden) Hyperthyreose
- Schlecht zu beherrschendes Vorhofflimmern
- Progrediente postmenopausale Osteoporose
- Prävention einer Hyperthyreosemanifestation bei
  - Röntgenkontrastmittelgabe
  - hohem individuellem Risiko und
  - geplanter Amiodarongabe

Tab. 7.7: Mögliche Gründe für die Therapie einer latenten Hyperthyreose.

Die differentialtherapeutische Entscheidungssituation (Tab. 7.8) lehnt sich prinzipiell an die bei manifesten Hyperthyreosen an, allerdings erlaubt die Datenlage keine Bewertung als gesichert oder "evidenzbasiert". Das nachfolgend beschriebene Vorgehen stützt sich in erster Linie auf die sog. individuelle klinische Expertise (26), eine relevante externe Evidenz existiert noch nicht. Dennoch ist es so in praxi handhabbar und wird in ähnlicher Weise empfohlen (2, 7, 10, 17, 21, 33, 35, 37).

Mögliche Gründe für eine Therapie einer latenten Hyperthyreose sind in Tab. 7.7 dargestellt. Zu berücksichtigen sind bei der Einzelfallentscheidung

- Alter des Betroffenen
- alle klinischen und paraklinischen Kriterien zur Einschätzung der Stoffwechsellage
- schwerwiegende Begleiterkrankungen mit höherer Gefährdung des Patienten im Fall der Entwicklung einer manifesten Hyperthyreose
- eine prognostische Wertung des individuellen Falles und
- der Wille des Betroffenen nach aufklärendem Gespräch

Sind keine klinischen Zeichen zu erfassen (dann handelt es sich wohl um einen Zufallsbefund, eine "inzidentelle biochemische Aktivität") und die Sonographie ohne Auffälligkeiten, so wird man sich auf die Diagnose **asymptomatischen latenten Hyperthyreose ohne derzeit faßbare Thyreopathie** (Diagnose II in Abb. 7.1) und eine abwartende kontrollierende Haltung verständigen können. Sollte bei einer Kontrolle die TSH-Suppression persistieren, so wäre allenfalls eine disseminierte Autonomie in der noch normal großen Schilddrüse auszuschließen (Szintigraphie und/oder Suppressionsszintigraphie)

Zeigt bereits die Sonographie Besonderheiten und die erweiterte spezifische Diagnostik sichert eine der in Frage kommenden Thyreopathien, kann eine **Schilddrüsenerkrankung mit asymptomatischer latenter Hyperthyreose ohne derzeitige klinische Relevanz** (Diagnose III in Abb. 7.1) konstatiert werden. Hier wird man sich ebenfalls auf Kontrollen beschränken können, wenn nicht der Lokalbefund per se diagnostische und ggf. therapeutische Maßnahmen erfordert. Beachtenswert ist allerdings in dieser Situation die Möglichkeit der Provokation einer Hyperthyreosemanifestation durch akute oder chronische Iodexposition (aktuelle Datenlage ☞ Kap. 8.).

Mehr oder weniger diskrete Hyperthyreosezeichen, weitere pathologische Befunde in der Schilddrüsen-Sonographie und ggf. in der Szintigraphie etc. erfordern die endgültige Klärung im oben zitierten Sinne der Anforderungen an eine exakte Diagnose. Es handelt sich dann um eine der ursächlich in Frage kommenden **Thyreopathien mit symptomatischer latenter Hyperthyreose** (Diagnose IV in Abb. 6.1).

Prinzipiell richten sich die Maßnahmen im Falle einer Entscheidung zur Behandlung nach ähnlichen Grundsätzen wie bei den manifesten Hyperthyreoseformen.

Große oder gar knotige Strumen lassen insbesondere bei lokalen Symptomen oder gleichzeitig vorhandenen minderfunktionierenden Arealen ohnehin an eine **operative Therapie** denken. Sie ermöglicht in der Hand des Geübten eine rasche elegante Klärung des Problems. Als Kontraindikationen sind nur schwere andere Leiden zu sehen. Die Forderung nach einer thyreostatischen Vorbehandlung wie bei den manifesten Hyperthyreosen ergibt sich praktisch nicht.

Die **Radioiodtherapie** stellt für geeignete Fälle eine gute Alternative dar. Sie bedarf der üblichen Voraussetzungen ähnlich wie die manifeste Schilddrüsenüberfunktion (Iodidaufnahme etc.) und ist beispielsweise ideal geeignet für **Autonomien in kleineren Strumen**. Natürlich darf die Frage der Malignität nicht stehen.

1. Kontrollierendes Abwarten
• Indikationen - klinisch kein Handlungsbedarf, keine klinische Symptomatik - keine wesentliche klinische Relevanz
2. Medikamentöse thyreostatische Therapie, ggf. unspezifische Therapie
• Indikationen (☞ Tab. 7.7) - Klinische (meist oligosymptomatische) Manifestation - Notwendigkeit einer Iodgabe (insbesondere Röntgenkontrastmittel, Amiodaron) - Frühere hyperthyreote Phasen • Voraussetzungen* - Aufklärung des Patienten - Strenge individuelle Entscheidung zu der probatorischen Therapie - Initialdosis des Thyreostatikum niedriger dosiert (z.B. Thiamazol 5 bis 15 mg/d) - Unabdingbar Kontrollen und Dosisanpassung - nach 8 (bis spätestens 12) Wochen endgültige weitere therapeutische Entscheidung (im wesentlichen nach klinischem Effekt und TSH-Wert)
3. Chirurgische Therapie
• Indikationen - Große Strumen, lokale Komplikationen - gleichzeitig existente minderspeichernde Schilddrüsenareale - Wachstumstendenz der Struma - frühere hyperthyreote Phasen - "kritische Autonomiemasse, kritischer Autonomiegrad" • Voraussetzungen* - keine wesentliche klinische hyperthyreote Symptomatik
4. Nuklearmedizinische Therapie
• Indikationen - Kleinere Struma - Frühere hyperthyreote Phasen - "kritische Autonomiemasse, kritischer Autonomiegrad" • Voraussetzungen* - keine wesentliche klinische hyperthyreote Symptomatik

Tab. 7.8: Therapeutisches Vorgehen bei latenten Hyperthyreosen nach diagnostischer Einschätzung und strenger individueller Entscheidung: Indikationen, Bedingungen;
* weitere Voraussetzungen wie bei manifesten Hyperthyreosen (☞ Kap. 4.).

Als weitere Möglichkeit speziell bei der Behandlung autonomer Adenome könnte sich die wiederholte intranoduläre **Ethanolinstillation** entwickeln (Charakterisierung ☞ Tab. 7.9). Ein gesicherter Vergleich mit den standardisierten Verfahren steht noch aus, vorerst ist die Methode als experimentelle Möglichkeit anzusehen für Fälle, bei denen Standardverfahren ungeeignet oder nicht möglich sind. Einige Autoren berichten über die erfolgreiche Anwendung und ermutigende Langzeitergebnisse (Übersichten bei 12a, 29a).

Wirkmechanismus:
zelluläre Dehydratation, Proteindenaturierung
Histologische Veränderungen:
Koagulationsnekrosen, Thrombosierungen, bindegewebiger Umbau
Durchführung:
fakultativ Lokalanästhesie, 1-5 ml Ethanol 95% (ggf. initial 1 ml Probeinstillation), Applikation 1-2x/Woche, insgesamt 4-8x
Indikation:
- solitäre kleinere Knoten mit gesicherter funktioneller Autonomie, Volumen möglichst < 30 ml - Undurchführbarkeit einer Standardtherapie - gute sonographische (und szintigraphische) Darstellbarkeit - Knotenlokalisation ventral oder zentral, keine direkte Nähe zu Gefäßen oder N. recurrens - Risikopatienten (hohes Alter, Multimorbidität, iodinduzierte Hyperthyreose, Dialysetherapie, evtl. auch Schwangerschaft)
Ungünstige Vorraussetzungen:
Knoten >> 30 ml, jüngere Patienten, Gerinnungsstörungen, mehrknotige Strumen (kalte Knoten)
Vorteile:
ambulant durchführbar, auch bei hyperthyreoter Stoffwechsellage durchführbar, schonend, Verkleinerung des autonomen Adenoms, ermutigende Langzeitergebnisse bez. der Remission der hyperthyreoten Stoffwechselsituation
Nachteile:
oft Druckgefühl, Mißempfindungen, Schmerz, gel. Hämatom, gel. Fieber, selten Beeinträchtigung des N. recurrens (meist passager)

Tab. 7.9: Ethanolinstillation - Charakterisierung.

Ist zu vermuten, daß das (meist dezente) **oligosymptomatische klinische Bild** auf die (leichtgradige und eben doch symptomatische) "latente" Hyperthyreose zurückzuführen ist, so steht die Frage einer medikamentösen Therapie. Eine Option ist die unspezifische Gabe eines Betarezeptorenblockers, ggf. auch eine Sedierung. Ist der Erfolg nicht zufriedenstellend und bestehen nach wie vor keine differentialdiagnostisch neuen Gesichtspunkte, so ist (und nur dann, als Endpunkt der geschilderten Überlegungen) eine **probatorische thyreostatische Therapie** unter fortlaufender Kontrolle des Verlaufes **möglich**.

Auch dabei gelten die gleichen Prinzipien wie bei den manifesten Funktionsstörungen. Das betrifft schon die Wahl des Präparates, die sich in erster Linie nach den Erfahrungen des Therapeuten richtet. Die Initialdosis sollte in diesen Fällen zwischen 5-15 (20) mg eines Thiamazol-Präparates bzw. Äquivalenzdosen eines anderen Thyreostatikum liegen, gefolgt von einer langsamen Reduktion der Dosis in kleinen Schritten (2,5-5 mg) in etwa 7-14-tägigen Intervallen. Eine Monotherapie erlaubt zu jedem Zeitpunkt die Kontrolle der In-vitro-Diagnostik mit kritischer Bewertung. Dieses Vorgehen hatte sich schon in der im Kapitel 5. beschriebenen Therapieprüfung bewährt.

Nach acht (spätestens 12) Wochen ist eine Beurteilung des Therapieverlaufes möglich, initiale Symptome sollten dann nachgewiesenermaßen eine Besserungstendenz zeigen. Spricht der Verlauf gegen die anfängliche Verdachtsdiagnose, so ist die probatorische Behandlung abzubrechen. Natürlich besteht in einem solchen Fall erneuter Erklärungsbedarf bez. der Beschwerden. Hat die Therapie eine Besserung der klinischen Symptomatik erzielt, so ist die Diagnose der Schilddrüsenüberfunktion letztlich durch diesen positiven Therapieversuch gestützt. Man wird sich dann konsequenterweise wie in allen anderen Fällen einer Hyperthyreose kausal-gezielt verhalten mit allen Konsequenzen einschl. Kontrollen oder anzustrebender definitiver Therapie.

Die Mehrzahl der Nebenwirkungen der Thyreostatika ist nach den bisherigen Erfahrungen dosisabhängig, insofern wird das Risiko durch das geschilderte Vorgehen minimiert. Dennoch sind die entsprechenden Vorsichtsmaßnahmen angebracht (☞ Kap. 4. und 9.).

Das Risiko der Manifestation einer latenten Hyperthyreose unter einmaliger exzessiver Iodzufuhr ist offenbar nicht sehr hoch. Andererseits sind bei genauer Anamnese **iodinduzierte Hyperthyreosen** recht häufig und verlaufen problematischer (ausgeprägtere Klinik, längere Verläufe, höherer Anteil krisenhafter Verläufe). Dies sind Argumente für die Praxisrelevanz des Problems iodinduzierter Hyperthyreosen, insbesondere durch Röntgenkontrastmittel (RöKM), seit mehr als 30 Jahren im Schrifttum immer wieder aufgegriffen bis in die jüngste Zeit (11, ☞ Kap. 8.).

Dies impliziert Überlegungen zu Möglichkeiten einer **Hyperthyreoseprophylaxe.** Auch hier sind wir zum jetzigen Zeitpunkt von gesicherten Empfehlungen im Sinne evidenzbasierter Maßnahmen noch weit entfernt, die Meinungen dazu sind durchaus kontrovers. Aber auch hier besteht im Einzelfall heute schon Handlungsbedarf. Deshalb soll das **eigene Vorgehen** ebenfalls vorgestellt werden, gestützt auf ähnliche Vorschläge im Schrifttum (5, 8, 13, 19, 27, 32, 34).

Entscheidungsgrundlage sind

- die aktuelle Einschätzung des Risikos einer Hyperthyreosemanifestation und
- die Meinung des Betroffenen nach sachgerechter Aufklärung

Die **Prinzipien** sind in Tab. 7.10 veranschaulicht. Das Konzept scheint schlüssig und nachvollziehbar, das allerdings ist natürlich noch kein Beweis für die Richtigkeit. Weder die Kriterien der Risikoeinschätzung noch die Präparatewahl (nur Iodaufnahmeblockade, kombinierte Iodinations-Iodisations-Hemmung) oder Beginn und Dauer einer Hyperthyreoseprophylaxe sind gesichert. Steht man dem beschriebenen Konzept einer solchen Hyperthyreoseprophylaxe ablehnend gegenüber, so sollten **zumindest die geschilderten Kontrollmaßnahmen** erfolgen. Zu wünschen sind auch hier Studienergebnisse, die unser Vorgehen in Zukunft besser begründen.

Ein Problem besonderer Art sind mögliche Komplikationen von thyreoidaler Seite unter der kontinuierlichen extremen Iodzufuhr bei einer Therapie mit Amiodaron (☞ Kap. 8.). Das Risiko einer **Amiodaron-induzierten Hyperthyreose Typ II** ist nicht kalkulierbar, aber bereits bestehende Thyreopathien (relative Kontraindikation) haben ein höheres Risiko einer Verschlechterung und ggf. auch einer **Amiodaron-induzierten Hyperthyreose Typ I** (besonders vorbestehende Autonomien oder ein M. Basedow). Sie sollten vor Therapiebeginn ausgeschlossen und möglichst auch saniert werden, nicht zuletzt natürlich ohnehin im Interesse der kardialen Grunderkrankung. Hier machen im Verlauf engmaschige Kontrollen (Klinik, In-vitro-Diagnostik) einen Sinn. Im Falle einer Hyperthyreosemanifestation ist eine thyreostatische Therapie erforderlich, über die Weiterführung der Amiodaron-Therapie ist im Einzelfall neu zu entscheiden. Bei klarer Indikation wird man auch dann wohl nicht darauf verzichten können.

I : Erfassung der Risikopatienten: Anamnese, Schilddrüsenpalpation, höheres Alter
II : Einschätzung des Risiko im positiven Fall: TSH, Sonographie, ggf. FT3, FT4, Szintigraphie
III : Mögliche klinisch-relevante Konstellationen
1. Manifeste Hyperthyreose - RöKM möglichst erst nach Rekompensation unter thyreostatischer Therapie und zusätzlicher Natriumperchloratgabe (s.u.) - Im Notfall 1-24 h vor RöKM-Gabe Thiamazoläquivalent 2x20mg/d und Irenat 2x20 Tr./d, spätere Fortführung der Therapie gemäß üblichen Richtlinien 2. Latente Hyperthyreose mit höher einzuschätzendem Risiko einer Manifestation (TSH <0,1 mE/l; Autonomiemasse >15ml, Autonomiegrad anhand TcTUs >3 %; bekannte Autoimmunhyperthyreose auch in Remission): - Hyperthyreoseprophylaxe 1-24 h vor der Untersuchung beginnend mit Thiamazoläquivalent 2x10 mg/d und Natriumperchlorat 3x15 Tr./d über 7 (-10) Tage 3. Undiagnostizierter Risikopatient (Notfall): Hyperthyreoseprophylaxe w.o. 4. Kein faßbares Risiko: keine Hyperthyreoseprophylaxe
IV : Kontrollen: nach 6 und 12 Wochen Klinik, nach Bedarf TSH, ggf. FT3, FT4; Aufklärung des Patienten über mögliche Hyperthyreosesymptome

Tab. 7.10: Röntgenkontrastmittelgabe (RöKM) bei Thyreopathien.

Schlußfolgerungen

- Ein niedriger Wert für TSH ist noch keine Krankheit, es kann sich aber durchaus um mehr als nur eine irrelevante Laborkonstellation handeln
- Führt der geschilderte analytische Gang der Abklärung zur **Diagnose** einer latenten Hyperthyreose, so ist wie bei jeder Schilddrüsenüberfunktion eine kausale Diagnostik angebracht. Die Diagnose soll die wesentlichen Angaben zur exakten Einschätzung der Thyreopathie enthalten
- Der Entschluß zur **Therapie** ist entsprechend der individuellen Relevanz eine Einzelfallentscheidung (Alter, Hyperthyreose-Risiko, Klinik)
- **Ziel** ist die Verbesserung von Beschwerden oder die Minderung des Risikos einer Hyperthyreosemanifestation
- Im Fall einer Therapie ist diese ebenso sorgfältig durchzuführen wie bei manifesten Hyperthyreosen (Kritische **Verlaufskontrollen,** Dosisanpassung, ggf. Änderung der therapeutischen Entscheidung)
- Vor geplanter exzessiver ein- oder mehrmaliger Iodzufuhr (insbesondere Röntgenkontrastmittel oder Amiodaron) sollte über die Durchführung einer **Hyperthyreoseprophylaxe** entschieden werden

Literatur

1. Becker W., F. Wolf: Risk of thyrotoxicosis in patients with autonomously functioning thyroid nodules. Exp. Clin. Endocrinol. 101 (1993) 102-108

2. Burch H.B., F. Shakir, T.R. Fitzsimmons, D.P. Jaques, C.D. Shriver: Diagnosis and management of the autonomously functioning thyroid nodule. Thyroid 8 (1998) 871-880

3. Chiovato L., S. Mariotti, A. Pinchera: Thyroid diseases in the elderly. Bailliere´s Clin.Endocrinol. Metab. 11(1997)251-270

4. Drinka P.J., J. Amberson, S.K. Voeks, J. Schomisch, P. Schirz, D. Christensen: Low TSH levels in nursing home residents not taking thyroid hormone. J. Am. Geriatr. Soc. 44 (1996) 573-577

5. Eber O., W. Langsteger, I. Brence, O. Wawschinek: Röntgenkontrastmittel und Hyperthyreoseinduktion. Akt. Endokr. Stoffw. 13(1992)98-101

6. Emrich D.: Estimation of the autonomous volume.Exp. Clin. Endocrinol. 102 (1994) 20-22

7. Hart I.R.: Management decisio9ns in subclinical thyroid diseases. Hosp. Pract. 30 (1995) 43-50

8. Hehrmann R., D. Klein, D. Mayer, O. Ploner: Risk of hyperthyroidism in examinations with contrast media. Aktuelle Radiol. 6(1996)243-248

9. Hehrmann R.: Hormonbestimmungen bei der Diagnose und Therapie von Schilddrüsenkrankheiten. Der Nuklearmediziner 18(1995)87-93

10. Helfand M. C.C. Redfern: Clinical guideline, part 2. Screening for thyroid disease: an update. Ann Int. Med. 129 (1998) 144-158

11. Henzen C., M. Buess, L. Brander: Iodine-induced hyperthyroidism (iodine-induced Basedow´s disease): a current disease picture. Schweiz. Med. Wschr. 129(1999)658-664

12. Herrmann J.: Prophylaxe und Therapie der iodinduzierten Hyperthyreose. Dtsch. Med. Wschr. 116 (1991) 99-101

12 a. Holzapfel H.P., P. Lamesch, P. Georgi, R. Paschke: Therapie der uni- oder multifokalen Schilddrüsenautonomie. Deutsches Ärzteblatt 97 (2000) 1244-1248

13. Hüfner M., W. Nolte, R. Müller: Prophylaxe der iodinduzierten Hyperthyreose. In: Schilddrüse 97, Verlag Walter de Gruyter, 1998, 227-237

14. Joseph K.: Estimation of the volume of autonomously functioning thyroid tissue. Exp. Clin. Endocrinol. 102 (1994) 12-19

15. Kasagi K., R. Takeuchi, T. Misaki, T. Kousaka, S. Miyamoto, Y. Ilda, J. Konishi: Subclinical Graves´ disease as a cause of subnormal TSH levels in euthyroid subjects. J. Endocrinol. Invest. 20 (1997) 183-188

16. Kreisig T., C.R. Pickardt, K. Horn, G. Stalla, F. Willemsen, P. Knesewitsch: TcTUs zur Abschätzung des Hyperthyreoserisikos nach Iodkontamination von euthyreoten Strumapatienten mit kompensierter Autonomie.. In: Schilddrüse 1991. Verlag W. de Gruyter, 1992, 393-399

17. Lerch M., C. Meier, J.J. Staub: Sind subklinische Hypo- und Hyperthyreosen behandlungsbedürftig? Ther. Umsch. 56 (1999) 369-373

18. Madeddu G., A. Spanu, A. Falchi, S. Nuvoli: Clinical and laboratory assessment of subclinical thyroid disease. Rays 24 (1999) 229-242

19. Mann K.: Empfehlungen der Sektion Schilddrüse zu Diagnostik iodinduzierter Hyperthyreosen. In: Schilddrüse 97, Verlag Walter de Gruyter, 1998, 207-211

20. Mann K.: Evaluation of risk in autonomously functioning thyroid nodules. Exp. Clin. Endocrinol. Diabetes 106 (1998) Suppl. 4, 23-26

21. Marqusee E., S.T. Haden, R.D. Utiger: Subclinical thyrotoxicosis. Endocrinol. Metab. Clin. North. Am. 27 (1998) 37-49

22. Nowotny B., J Teuber, B. Birnbreier-Stahlberger, W. an der Heiden, R. Schmidt, K.H. Usadel: Behandlungsbedürftigkeit der latenten Hyperthyreose. In: Schilddrüse 1991. Verlag W. de Gruyter, 1992, 364-377

23. Oexle C., M. Reinhardt, E. Moser: Erste Ergebnisse der Radioiodtherapie bei multifokaler und disseminierter Autonomie der Schilddrüse unter Verwendung eines TcTUs-adaptierten Dosiskonzepts. Nuklearmedizin 37 (1998) 192-196

24. Pittman J.G.: Evaluation of patients with mildly abnormal thyroid function tests. A. Fa. Physician 54 (1996) 961-966

25. Saller B., I. Esser, K. Horn, F. Jockenhövel, M. Klett, J. Köbberling, C. Moll, A. v.z.Mühlen, F. Raue, O. Schober, Th. Schürmeyer, F. Schuppert, K. Mann: Diagnostik und Therapie von Schilddrüsenkrankheiten. Empfehlungen zur Qualitätssicherung. Internist 38 (1997) 177-185

26. Sackett D.L., W.M.C. Rosenberg, J.A.M. Gray, R.B. Haynes, W.S. Richardson: Was ist Evidenz-basierte Medizin und was nicht? Münch. Med. Wschr. 139(1997)644-645

27. Saller B., K. Mann: Iodinduzierte Hyperthyreose. Der Nuklearmediziner 18(1995)266-274

28. Sandrock D., T. Olbricht, D. Emrich, G. Benker, D. Reinwein: Long-term follow-up in patients wirh autonomous thyroid adenoma. Acta Endocrinol. 128 (1993) 51-55

29. Schaller U., D Hölzel, C. Kirsch, D. Engelhardt: Spontanverlauf von kompensierten autonomen Schilddrüsenadenomen. Klin. Wochenschr. 69 (1991) 786-792

29 a. Schumm-Draeger P.-M.: Ultrasound-guided percutaneous ethanol injection in the treatment of autonomous thyroid nodules - a review. Exp. Clin. Endocrinol. Diabetes 106 (1998) Suppl. 4, S 59-S 62

30. Schneider D., K. Joseph, H. Höffken, H. Kümmel, R. Nebe, H.J. Skamel, J Stapp, U. Welcke: Werden Patienten mit funktioneller thyreoidaler Autonomie durch Optimierung der täglichen Iodzufuhr gefährdet?. In: Schilddrüse 1991. Verlag W. de Gruyter, 1992, 400-405

31. Schuppert, F., G. Brabant, H. Dralle, A. Grüters, R. Hehrmann, G. Hintze, M. Hüfner, G. Kahaly, K. Mann, B. Saller, H. Schicha, P.M. Schumm-Draeger, A. von zur Mühlen: Diagnostik und Therapie von Schilddrüsenkrankheiten. Internist 38(1997)272-280

32. Stanbury J.B., A.E. Ermans, P. Bourdoux, C. Todd, E. Oken, R. Tonglet, G. Vidor, L.E. Braverman, G. Medeiros-Neto: Iodine-induced hyperthyroidism: occurence and epidemiology. Thyroid 8 (1998) 83-100

33. Tenerz A., R. Forberg, R. Jansson: Is a more active attitude warranted in patients withsubclinical thyrotoxicosis? J. Intern. Med. 228 (1990) 229-233

34. VanGuldener C., D.M. Blom, P. Lips: Hyperthyroidism induced by iodinated roentgen contrast media. Ned. Tijdsch. Geneeskd. 142(1998)1641-1644

35. Wallace K. M.T. Hofmann: Thyroid dysfunction: how to manage overt and subclinical disease in older patients. Geriatrics 53 (1998) 32-38

36. Watsky J.G., M.A. Koeniger: Prevalence of iatrogenic hyperthyroidism in a community hospital. J. Am. Board Fam. Pract. 11 (1998) 175-179

37. Wiersinga W.M.: Subclinical Hypothyroidism and subclinical hyperthyroidism. Prevalence and clinical relevance. Neth. J. Med. 46(1885)197-204

Iodeffekte an der Schilddrüse - Iatrogene Schäden

8. Iodeffekte an der Schilddrüse - Iatrogene Schäden

8.1. Iodeffekte an der Schilddrüse

Iod und iodhaltige Medikamente üben komplexe Effekte sowohl auf die Schilddrüse selbst als auch auf den Schilddrüsenstatus aus (1) mit der Folge einer möglichen Hyper- oder Hypothyreose. Iod kann dabei die Schilddrüsenhormonproduktion prinzipiell auf jeder Stufe der Synthese und Freisetzung beeinflussen. Ferner kann Iod, vor allem in höheren Dosierungen und über einen längeren Zeitraum gegeben, Autoimmunprozesse der Schilddrüse induzieren, allerdings nur bei Patienten mit entsprechender Disposition (2). Der Effekt einer Iodapplikation auf Schilddrüsengewebe ist allerdings von mehreren Faktoren abhängig (3):

- Ausmaß der Iodexposition (gesamte applizierte Iodmenge)
- Art der Iodzufuhr (akut einmalig, chronisch über einen längeren Zeitraum)
- Iodversorgung (Schweregrad des Iodmangels vor Iodexposition)
- Vorhandensein bzw. Fehlen einer zugrundeliegenden Schilddrüsenfunktionsstörung

8.1.1. Einmalig hohe Iodzufuhr

Die einmalige Verabreichung von Iod in pharmakologisch hohen Dosen erfolgt üblicherweise im Rahmen von Untersuchungen mit iodhaltigen Röntgenkontrastmitteln (RöKM). Dies ist ein häufiges Ereignis im klinischen Alltag in Anbetracht von etwa 5 Mio. Untersuchungen, die pro Jahr in Deutschland mit iodhaltigen RöKM durchgeführt werden. Mit der Injektion triiodierter, nierengängiger RöKM werden dem Patienten Iodmengen in der Größenordnung von etwa 15 - 100 g zugeführt, da, bezogen auf das Molekulargewicht, RöKM zu ca. 50 % aus Iod bestehen. Diese applizierten Iodmengen übersteigen die Gesamtiodmenge des menschlichen Körpers um etwa das 1.500 - 10.000fache. Für die Beeinflussung der Schilddrüsenfunktion ist jedoch nicht die Menge an kovalent organisch gebundenem Iod entscheidend, sondern zum einen der Gehalt an freiem, anorganischem Iodid, den jedes Kontrastmittel herstellungsbedingt enthält, zum anderen das Ausmaß an intravital, also in-vivo abgespaltenem, ebenfalls freiem Iodid. Bei Anwendung moderner, nichtionischer RöKM, wie z.B. Iopamidol (Solutrast®), Iopromid (Ultravist®) oder Iomeprol (Imeron®) mit Konzentrationen an freiem Iodid (4, 5) von nur 0,5 - 2,5 µg/ml werden mit einmaliger Injektion von 100 ml Kontrastmittel freie Iodmengen zwischen 50 und 250 µg intravenös verabreicht.

Es ist schwer vorstellbar und wenig wahrscheinlich, daß eine **einmalige** Gabe von Iod in dieser Größenordnung eine iodinduzierte Hyperthyreose hervorrufen kann. Dennoch treten diese auch nach einmaliger Applikation nichtionischer RöKM auf (6). Die gemessenen Plasmaiodidkonzentrationen zeigen sowohl nach parenteraler Verabreichung iodhaltiger RöKM z.B. bei Koronarangiographien (7), als auch nach enteraler Kontrastmittelapplikation im Rahmen einer ERCP (8, 9) einen signifikant hohen Anstieg, der die jeweilige Ausgangskonzentration um ein Vielfaches übersteigt. Eine derart ausgeprägte Zunahme der Iodidkonzentration im Plasma läßt sich nicht durch den freien Iodidgehalt im RöKM erklären, vielmehr erfolgt eine starke, rasch beginnende, endogene in-vivo-Deiodierung des RöKM (10). Dabei werden im Verlauf einer Woche bei Applikation von 100 ml KM etwa 37 mg an Iodid frei, was einem Anteil von ca. 0,15 % der verabreichten Gesamtiodmenge entspricht (11).

8.1.1.1. Einfluß auf Schilddrüsenfunktionsparameter

Die Verabreichung von Iod in pharmakologisch hohen Dosen, wie dies bei RöKM-Untersuchungen der Fall ist, führt bei einer normalen Schilddrüse autoregulatorisch zu einer Inhibition der Funktion, die sich in den entsprechenden Funktionstests widerspiegelt (12). Dieser als Wolff-Chaikoff-Effekt (13) bekannte, temporär nur bis etwa 48 Stunden anhaltende, akute Einfluß hoher Iodmengen, wird höchstwahrscheinlich durch Iodohexadekanal (14), eine intrathyreoidale Iodverbindung, vermittelt und macht sich in einem leichten Rückgang der freien Schilddrüsenhormone FT4 und FT3 bemerkbar. Die gegenregulatorisch induzierte TSH-Ausschüttung und der sog. Escape vom Wolff-Chaikoff-Effekt, verursacht durch verminderte Expression des Na^{+}/I^{-}-Symporters (15), führen zu einem Absinken der intrathyreoidalen Iodkonzentration und lassen beide freien Hormone trotz persistierend hoher Plasmaiodspiegel wieder ansteigen. Erst drei Wochen nach RöKM-Applikation ist das FT4 im Vergleich zum Ausgangswert leicht, jedoch statistisch nicht signifikant erhöht, während das basale TSH minimal zurückgeht. Die TSH-Antwort im TRH-Test allerdings ist zu diesem Zeitpunkt statistisch signifikant geringer.

Generell bewegen sich alle Änderungen bei Fehlen einer zugrundeliegenden Schilddrüsenerkrankung innerhalb der entsprechenden Normbereiche (7, 16, 17), was als physiologische Adaptation an die erhöhte Iodzufuhr zu interpretieren ist (18). In Abhängigkeit vom untersuchten Patientenkollektiv, insbesondere im Hinblick auf die Altersverteilung, kann man unterschiedliche, teilweise auch stärker ausgeprägte Veränderungen der Schilddrüsenhormonkonzentrationen beobachten. Bei 73 Patienten im Alter von 50 bis 84 Jahren (Mittel: 65.7 J.) stellten Conn et al. (19) sowohl 4 als auch 8 Wochen nach i.v. Applikation nichtionischer RöKM einen signifikanten Abfall des basalen TSH-Spiegels fest, während das FT4 erst nach 8 Wochen um etwa 20 % über den Ausgangswert angestiegen war. Das T3 zeigte keine signifikanten Veränderungen und nur 2 Patienten wurden manifest hyperthyreot. Obwohl eine iodinduzierte Hyperthyreose auch in dieser Studie als seltenes Ereignis auftrat, war der Trend in Richtung Stimulation der Schilddrüse im Sinne einer latenten Hyperthyreose als Folge der Iodbelastung unverkennbar. Der von den Autoren vermutete Zusammenhang mit dem fortgeschrittenen Alter der Patienten erscheint sehr plausibel, da mit zunehmendem Alter der Anteil funktionell autonomer Zellen ansteigt.

RöKM können aber auch direkt über eine Hemmung der 5'-Deiodinase in peripheren Geweben (20) oder in der Hypophyse (21) einen FT4-Anstieg sowie einen FT3-Abfall mit konsekutiv erhöhtem Reverse-T3 hervorrufen. Diese Veränderungen der freien Schilddrüsenhormone sind am stärksten 3 - 4 Tage nach KM-Applikation ausgeprägt und verschwinden wieder innerhalb von 14 Tagen. Die Interpretation von Schilddrüsenfunktionstests in den ersten 2 Wochen nach erfolgter Gabe iodhaltiger RöKM erfordert also große Vorsicht.

8.1.2. Chronisch hohe Iodzufuhr

Eine länger anhaltende, iatrogen bedingt hohe Iodzufuhr erfolgt zum einen befristet beim sog. "Plummern", zum anderen meist unbefristet im Rahmen der Behandlung tachykarder supraventrikulärer und ventrikulärer Arrhythmien mit Amiodaron.

8.1.2.1. Plummern

Beim Plummern mit Lugol´scher Lösung verabreicht man oral 8 Tage lang 3 mal 10 Tr./Tag Solutio Iodi SR (22) (15 %ig, 1 Tropfen = 6.5mg Iod). Dies entspricht einer täglichen Iodmenge von etwa 200 mg. Beabsichtigt ist eine schnelle, präoperative Normalisierung der Schilddrüsenhormonspiegel. Neben dem Wolff-Chaikoff-Effekt (s.o.) besteht die Wirkung dieses chronischen Iodexzesses auf die Schilddrüse in einer Hemmung proteolytischer Enzyme, die für die Freisetzung der Schilddrüsenhormone notwendig sind (23). Ferner nimmt die Durchblutung der Schilddrüse ab, was günstige Operationsbedingungen schafft (24, 25).

8.1.2.2. Amiodaron

Amiodaron, ein fettlösliches Benzofuran-Derivat, ist ein sehr potentes und effektives Antiarrhythmikum der Klasse III. Neben seiner strukturellen Homologie zu den Schilddrüsenhormonen T3 und T4 besteht es, bezogen auf das Molekulargewicht, zu 37 % aus organisch gebundenem Iod. Amiodaron beeinflußt deshalb die Homöostase der Schilddrüse auf vielfältige Weise (26):

- Metabolische Freisetzung pharmakologischer Mengen an Iodid:
  - Bei Erhaltungsdosen von tgl. 200 - 600 mg werden pro Tag 75 - 225 mg an Iod frei
- Zunahme des absoluten Iod-Uptakes der Schilddrüse mit Maximum nach etwa 6 Wochen
  - Aufgrund des Wolff-Chaikoff-Effekts vorübergehender Rückgang der Schilddrüsenhormonproduktion mit konsekutivem Anstieg des TSH-Spiegels
- Verschwinden inhibitorischer Effekte innerhalb von 3 Monaten mit Normalisierung der Thyroxinproduktion. Wegen der langen Halbwertszeit von Amiodaron von mehreren Monaten mit

starker Akkumulation im Fettgewebe treten bei bis zu 50 % euthyreoter Patienten unter Langzeittherapie mit diesem Medikament minimale, nicht therapiebedürftige Veränderungen von Schilddrüsenfunktionsparametern auf (☞ Tab. 8.3)

Die Erniedrigung und in seltenen Fällen auch vorkommende Suppression des basalen TSH-Spiegels ist bei euthyreoten Patienten ohne zugrunde liegende Schilddrüsenerkrankung Folge einer hypophysären Hemmung der TSH-Freisetzung durch Amiodaron (27, 28). Die T3-Abnahme sowie die entsprechende Zunahme des Reverse-T3 (rT3) beruht auf einer direkten Hemmung der Typ1-Iodothyronin-5'-Deiodase durch das Amiodaron (29).

8.2. Iatrogene Schäden

8.2.1. Iodinduzierte Hyperthyreose durch Röntgenkontrastmittel

- Eine normale Schilddrüse besitzt intrinsische regulatorische Mechanismen, um eine euthyreote Stoffwechsellage auch unter Bedingungen exzessiv hoher Iodzufuhr aufrechtzuerhalten
- Beobachtbare Veränderungen in den Konzentrationen der freien Schilddrüsenhormone und des basalen TSH-Spiegels bewegen sich üblicherweise innerhalb der entsprechenden Normbereiche

Obwohl die Ätiologie der iodinduzierten Hyperthyreose (IIH) nach wie vor unklar bleibt, ist es doch sehr wahrscheinlich, daß eine exzessive Produktion und Freisetzung von Schilddrüsenhormonen vor allem dann zu erwarten ist, wenn funktionell autonome Knoten der Schilddrüse, die bei Patienten mit großen Strumen in Iodmangelgebieten häufig sind (30), einem Iodexzeß ausgesetzt werden.

8.2.1.1. Häufigkeit der iodinduzierten Hyperthyreose

In Ländern mit unzureichender Iodversorgung läßt sich bei bis zu 60 % der Patienten mit Hyperthyreose eine Iodkontamination als möglicher Auslöser nachweisen (31, 32, 33, 34), während in Regionen mit ausreichender Iodzufuhr, wie z.B. in den Vereinigten Staaten, eine iodinduzierte Hyperthyreose wesentlich seltener vorkommt (35), jedoch ebenfalls auftritt, vor allem bei älteren Patienten mit Knotenstruma (36, 37). Dabei stehen die Applikation iodhaltiger RöKM und die Gabe iodhaltiger Medikamente, wie z.B. Amiodaron, ganz im Vordergrund (38, 39).

Bislang liegen nur sehr wenige prospektive Untersuchungen über die Häufigkeit und den Schweregrad einer IIH nach Kontrastmittelapplikation vor (18, 40, 41, 42, 43). Steidle et al. (43) fanden bei 3/57 (5.3 %) vorher euthyreoten Patienten nach einer Ausscheidungsurographie eine Suppression des TRH-Testes. Nach intravenöser bzw. oraler Cholegraphie war, aufgrund der langsamen Ausscheidung dieser Kontrastmittel und der damit verbundenen länger anhaltenden Iodbelastung, häufiger eine Suppression des TRH-Testes nachweisbar (15.8 % bzw. 27.9 %). Fritzsche et al (42) fanden bei 1/60 Patienten, die nach Koronarangiographie nachbeobachtet wurden, eine manifeste Hyperthyreose, in 3 Fällen kam es zu einer Suppression von TSH. Schwarz et al. (44) beobachteten 106 Patienten bis 10 Wochen nach intravenöser Anwendung von Röntgenkontrastmitteln. In 42 Fällen (40 %) trat ein Anstieg der Hormonparameter in den hyperthyreoten Bereich auf, eine eindeutige klinische Hyperthyreosesymptomatik entwickelte sich bei 6 Patienten.

Zur Abschätzung des Risikos einer durch RöKM verursachten IIH, untersuchte de Bruin (40) 24.600 CT-Untersuchungen zwischen 1987 und 1990. Nur bei 7 Patienten war wegen einer schweren iodinduzierten Hyperthyreose ein Krankenhausaufenthalt erforderlich. Alle Patienten hatten eine multinodöse Struma.

In der aktuellsten Studie von Hintze et al (6) entwickelten 2 von 788 nicht selektierten Patienten eine Hyperthyreose innerhalb von 12 Wochen nach Applikation von Ultravist® im Rahmen einer Koronarangiographie. Das ausgesprochen niedrige Risiko von 0,25 % für das Auftreten einer IIH betrachten die Autoren als das wichtigste Resultat ihrer Studie.

Interessanterweise haben Nolte et al. (45) schon 1996 praktisch dieselbe Hyperthyreoseinzidenz von 0,34 %, ebenfalls nach Koronarangiographien, gefunden: bei 4 von 1.177 Patienten trat eine leichte Schilddrüsenüberfunktion auf.

Alle bisher vorliegenden Untersuchungen an nicht selektierten, größeren Patientengruppen zeigen also, daß die Wahrscheinlichkeit einer iodinduzierten Hyperthyreose nach einmaliger Applikation eines jodhaltigen Röntgenkontrastmittels offensichtlich extrem niedrig ist (☞ Tab. 8.1). Dies gilt insbesondere für die thyreotoxische Krise, von der bei 5 Mio. KM-Untersuchungen pro Jahr in Deutschland etwa 100 im gleichen Zeitraum auftreten, wovon ca. 38 % durch eine Jodexposition ausgelöst werden (46).

Wenngleich das Risiko einer IIH nach Applikation iodhaltiger RöKM als äußerst gering einzustufen ist, stellt die Hyperthyreose oder gar die thyreotoxische Krise im Rahmen einer Iodkontamination, vor allem bei älteren, kardial vorbelasteten Patienten ein ernst zu nehmendes, manchmal sogar lebensbedrohendes Krankheitsbild dar. Es ist daher wichtig, mögliche Risikofaktoren für die Entwicklung einer IIH zu definieren.

8.2.1.2. Risikofaktoren für die Entwicklung einer iodinduzierten Hyperthyreose

Nach Stanbury et al. (47) hängt die Häufigkeit, mit der eine iodinduzierte Hyperthyreose auftritt, von einer Reihe von Faktoren ab:

- Schweregrad des Iodmangels vor Iodexposition
- Ausmaß der Iodexposition
- Häufigkeit funktionell autonomer Zellen in der Schilddrüse
- Alter der untersuchten Patientengruppen

Die Ausprägung des Iodmangels, der vor stattgehabter Iodexposition besteht, ist offensichtlich ein entscheidender Risikofaktor, da die IIH in Ländern mit ausreichender Iodversorgung wesentlich seltener vorkommt. Dies geht auch aus Tab. 8.1 ganz deutlich hervor. Vergleicht man nämlich die beiden aus dem Iodmangelgebiet Deutschland stammenden Studien von Nolte et al (45) und Hintze et al (6) mit der Studie von de Bruin (40) aus Holland, wo kein Iodmangel herrscht, so findet man hierzulande eine um den Faktor 10 höhere prozentuale Häufigkeit der IIH. Die IIH als eine der iodmangelbedingten Erkrankungen zu betrachten (47), ist also durchaus gerechtfertigt. Entscheidend ist dabei das Ausmaß des präexistenten **intrathyreoidalen** Iodmangels, der als wichtiger Faktor für eine verstärkte Iodaufnahme der Schilddrüse bei hoher Iodbelastung anzusehen ist. Typischerweise ist der Iodgehalt funktionell autonomer Schilddrüsenknoten sehr niedrig (48, 49), so daß es gerade bei autonomen, iodverarmten Arealen der Schilddrüse zu einer erheblich intensivierten Iodaufnahme mit konsekutiver, exzessiv gesteigerter Synthese von Schilddrüsenhormonen kommen kann. Letztere ist möglicherweise bedingt durch die rasche Iodierung und Proteolyse des zuvor iodarmen Thyreoglobulins (50).

Die iodinduzierte Hyperthyreose kommt auch, wie oben erwähnt, in Gebieten mit ausreichender Iodversorgung vor, jedoch fast ausnahmslos bei älteren Patienten mit knotig veränderten Schilddrüsen (36, 37, 51), so daß das Alter der Patienten ein ganz entscheidender Risikofaktor ist. Auch die Studie von Lederbogen und Reinwein (46) über die Epidemiologie der thyreotoxischen Krise zeigte eindeutig, daß überwiegend ältere Patienten eine iodinduzierte Hyperthyreose entwickeln und der Schweregrad der Erkrankung mit zunehmendem Alter der Patienten zunimmt. Das Alter spielt auch insofern noch eine wichtige Rolle als bei Patienten älter als 60 Jahre ein erniedrigtes basales TSH mit einem dreifach höheren Risiko verbunden ist, Vorhofflimmern zu entwickeln (52). Die Applikation iodhaltiger RöKM führt aber in erster Linie bei älteren Patienten tendenziell zu einer Überstimulation der Schilddrüse, die sich zunächst nur gerade in einer TSH-Erniedrigung im Sinne einer subkli-

Autor	Anzahl der RöKM-Untersuchungen	Jodinduzierte Hyperthyreosen (IIH)	Prozentuale Häufigkeit
Lederbogen (46)	ca. 5 Mio. KM-Untersuchungen pro Jahr in Deutschland	etwa 100 thyreotoxische Krisen pro Jahr, davon ca. 38 % jodinduziert	0,00076 %
de Bruin (40)	24.600 CT Scans	7	0,028 %
Nolte (45)	1177 Koronarangiographien	4	0,34 %
Hintze (6)	788 Koronarangiographien	2	0,25 %

Tab. 8.1: Häufigkeit einer jodinduzierten Hyperthyreose nach Applikation jodhaltiger RöKM bei nicht selektierten, größeren Patientengruppen.

nischen Hyperthyreose bemerkbar machen kann (19). Hinsichtlich der Häufigkeit der IIH ist der Untersuchungszeitpunkt von Bedeutung, da das Auftreten der IIH nicht vorherzusagen ist und erst Wochen bzw. Monate nach erfolgter RöKM-Applikation der Fall sein kann (6, 40).

8.2.1.3. Definition der Risikopatienten

Unter Berücksichtigung der oben genannten Risikofaktoren lassen sich Risikopatienten hinsichtlich einer iodinduzierten Hyperthyreose in Anlehnung an Roti et al. (35), wie in Tab. 8.2 angegeben, definieren.

1. Patienten mit zugrunde liegender Schilddrüsenerkrankung:
• Bekannte Immunthyreopathie vom Typ M.Basedow, insbesondere in Remission nach thyreostatischer Therapie • Struma nodosa, v.a. bei älteren Patienten • Funktionell autonome Knoten • Diffuse Struma
2. Patienten ohne zugrunde liegende Schilddrüsenerkrankung, jedoch ausgeprägtem intrathyreoidalem Iodmangel

Tab. 8.2.: Definition von Risikopatienten hinsichtlich einer iodinduzierten Hyperthyreose; modifiziert nach Roti E. et al.

Basedow-Patienten in Remission nach thyreostatischer Therapie sind deshalb gefährdet, weil die Thyreostase zur Iodverarmung der Schilddrüse mit deutlich erniedrigter intrathyreoidaler Iodkonzentration führt (53). Eine manifeste Hyperthyreose kann sich nur dann entwickeln, wenn genügend Iod, z.B. nach RöKM-Applikation, verfügbar ist (54).

Auch Patienten ohne erkennbare Schilddrüsenerkrankung können nach Applikation iodhaltiger RöKM hyperthyreot werden, wobei dies häufiger in Iodmangelgebieten mit ausgesprochen niedrigen intrathyreoidalen Iodkonzentrationen der Fall ist. Interessanterweise gehörten die zwei Patienten, die in der Studie von Hintze et al (6) hyperthyreot wurden, nicht zu der typischen Risikogruppe 1 der Tab. 8.2, denn beide hatten eine normal große, sonographisch unauffällige Schilddrüse und waren zudem noch euthyreot mit normalen basalen TSH-Spiegeln.

8.2.2. Iodinduzierte Hyperthyreose durch Amiodaron

Trotz der in Tab. 8.3 aufgeführten möglichen Veränderungen von Schilddrüsenfunktions-parametern unter Amiodaron entwickelt nur eine Minderheit von Patienten eine manifeste Hyperthyreose.

• Anstieg des T4 (Gesamte und freie Fraktion) • Anstieg des rT3 • Abnahme des T3 (Gesamte und freie Fraktion) • Initialer Anstieg des basalen TSH mit späterer Normalisierung oder Erniedrigung, seltener Suppression

Tab. 8.3: Typisches Profil veränderter Schilddrüsenfunktionsparameter unter Therapie mit Amiodaron.

Die Inzidenz hängt stark von der Iodversorgung ab, wobei unter Iodmangelbedingungen wesentlich häufiger eine Hyperthyreose auftritt, während in Gebieten mit ausreichender Iodversorgung eine durch Amiodaron induzierte Hypothyreose überwiegt (☞ Tab. 8.4).

Pathogenetisch sind zwei völlig unterschiedliche Formen der Schilddrüsenüberfunktion zu unterscheiden (26, 55):

- Die **Typ I-Hyperthyreose** ist eine **iodinduzierte**, exzessive Überproduktion von Schilddrüsenhormonen vornehmlich bei Patienten mit zugrunde liegender Schilddrüsenerkrankung wie z.B. diffuse bzw. noduläre Struma oder eine latente oder manifeste Immunthyreopathie vom Typ Morbus Basedow.
- Bei der **Typ II-Hyperthyreose** dagegen handelt es sich um eine **Amiodaron induzierte** destruierende Thyreoiditis mit konsekutiver Freisetzung von Schilddrüsenhormonen im Sinne einer Hyperthyroxinämie in einer vorher gesunden Schilddrüse.

Die Differentialdiagnose beider Formen kann im Einzelfall schwierig sein, ein stark erhöhter Serumspiegel von Interleukin-6 oder ein erniedrigter bzw. "geblockter" Tracer-Uptake im Schilddrüsenszintigramm jedoch sprechen für eine destruierende Thyreoiditis (26, 55). Die Unterscheidung ist von großer therapeutischer Relevanz, da die iodinduzierte Hyperthyreose anders zu behandeln ist als die Thyreoiditis (☞ Tab. 8.4).

8.2.3. Iodinduzierte Hyperthyreose durch Iodsupplementation

Was die regelmäßige Iodzufuhr im Rahmen der Iodbehandlung bzw. Iodprophylaxe anbetrifft, existieren viele Studien (Übersicht bei Stanbury et al. (47) und bei Hehrmann et al. (56)). Schneider et al. (57) verabreichten Patienten mit einer gesicherten Autonomie eine tägliche Iodiddosis von 200 µg. Bei 3/55 (5,5 %) dieser Patienten kam es zum Auftreten einer manifesten Hyperthyreose. Alle 3 Patienten hatten TcTU-Werte (=Technetium-Uptake der Schilddrüse) unter Suppression von über 3 %. Unter Gabe von 500 µg Iodid pro Tag beobachteten Kreisig et al. (58) bei 6/16 initial euthyreoten Patienten mit einer kompensierten Autonomie der Schilddrüse eine Suppression des TSH. Bei diesen 6 Patienten lag der TcTU unter TSH-Suppression über 1 %, während bei Werten unter 1 % keine signifikante Änderung der Schilddrüsenfunktionsparameter festzustellen war.

Ein **epidemisches** Auftreten einer iodinduzierten Hyperthyreose (IIH) im Rahmen eines Programms zur Iodsupplementierung ist bei weitem am besten dokumentiert für Tasmanien Ende der sechziger Jahre und danach (59, 60). Innerhalb von 6 Monaten nach Einführung von iodiertem Brot kam es zu einem signifikanten Anstieg von Hyperthyreosen, wobei die Inzidenz von 24 Fällen pro 100.000 Einwohner im Jahr 1963 bis auf 125 im Jahr 1967 anstieg (☞ Abb. 8.1), gefolgt von einem stetigen Rückgang in den darauffolgenden Jahren. Die IIH ist häufiger bei älteren Patienten (☞ Abb. 8.1) mit multinodulärer Struma und funktioneller Autonomie, Krankheiten, die durch den Iodmangel entstehen, so daß die iodinduzierte Schilddrüsenüberfunktion selbst als iodmangelbedingte Komplikation aufzufassen ist (47). Die entscheidende Schlußfolgerung ist, daß das selbstlimitierte Auftreten der IIH keinen Grund darstellt, eine Iodsupplementation in Iodmangelgebieten zu stoppen, da die Vorteile einer Population von der Beseitigung des endemischen Iodmangels mit seinen Folgeerkrankungen bei weitem die negativen Auswirkungen der IIH überwiegen (61).

Inzidenz:
• 1,7 % in Gebieten mit hoher Jodversorgung • 12 % in Jodmangelgebieten
Pathogenese:
• Typ I: Jodinduzierte exzessive Schilddrüsenhormon**synthese**, v.a. bei Patienten mit zugrunde liegender Schilddrüsenerkrankung (z.B. Knotenstruma, M, Basedow) • Typ II: Amiodaron induzierte, destruierende Thyreoiditis mit gesteigerter **Freisetzung** von Schilddrüsenhormonen in einer vorher unauffälligen Schilddrüse
Diagnose:
• Erhöhtes FT3 und FT4 • Supprimiertes basales TSH
Unterscheidungskriterien:
• Schilddrüsen-Szintigramm: erniedrigter oder supprimierter Tracer-Uptake bei TypII-Hyperthyreose • Interleukin-6 im Serum: stark erhöht bei Typ II • Farbdoppler-Sonographie: fokal oder diffus gesteigerter Blutfluß bei Typ I, kein darstellbarer Blutfluß bei Typ II
Therapie:
• Typ I: hochdosiert Thionamide mit Kaliumperchlorat, notfalls Schilddrüsenoperation, Beendigung der Amiodarongabe zwingend • Typ II: Glukokortikoide, Beendigung der Amiodarongabe nicht zwingend

Tab. 8.4: Durch Amiodaron induzierte Hyperthyreosen.

Zusammenfassend kann man also festhalten, daß bei einer einmalig hohen Iodzufuhr, z.B. im Rahmen von Untersuchungen mit jodhaltigen Röntgenkontrastmitteln, nur in sehr seltenen Fällen eine manifeste jodinduzierte Hyperthyreose auftritt. Bei älteren Patienten allerdings mit höherem Anteil an funktionell autonomen Zellen stellt eine Suppression des basalen TSH-Spiegels mit peripher euthyreoter Stoffwechsellage in Sinne einer latenten Schilddrüsenüberfunktion nichts ungewöhnliches dar, wobei sich das basale TSH nach Abklingen der Jodbelastung meist wieder normalisiert.

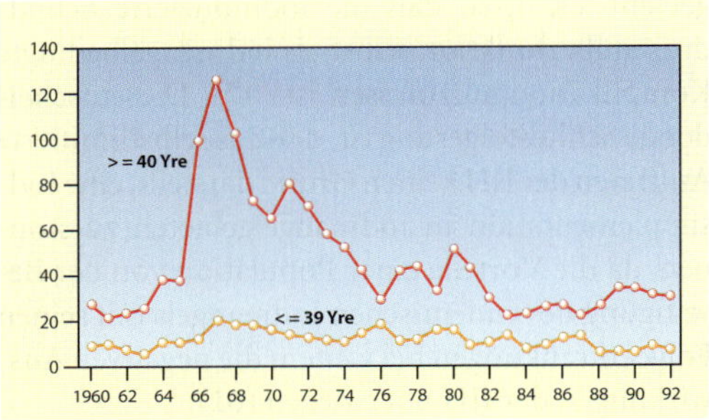

Abb. 8.1: Hyperthyreoseinzidenz in Tasmanien nach Einführung der Iodprophylaxe. Die Ordinate zeigt die Anzahl hyperthyreoter Patienten pro 100.000 Einwohner (modifiziert nach Stanbury et al.)(47).

Wesentlich komplexer sind die Effekte einer chronisch hohen Iodzufuhr bei der Behandlung mit Amiodaron. Auch ohne zugrunde liegende Schilddrüsenerkrankung kann eine, oft schwer therapierbare, iodinduzierte Hyperthyreose auftreten. Zwei pathogenetisch völlig unterschiedliche Formen der Schilddrüsenüberfunktion sind möglich und streng voneinander zu trennen, da sie therapeutisch auf ganz verschiedene Weise anzugehen sind.

Literatur

1. Philips D, Lazarus J, Hall R. Iodine metabolism and the thyroid. J Endocrinol 1988; 119:361-363.

2. Sundick RS, Bagchi N, Brown TR. The role of iodine in thyroid autoimmunity: from chickens to humans: a review. Autoimmunity 1992;13:61-68.

3. Gittoes NJL, Franklyn JA. Drug-induced thyroid disorders. Drug Safety 1995; 13: 46-55.

4. Laurie JA, Lyon SG, Lasser EC. Contrast material iodides: Potential effects on radioactive iodine thyroid uptake. J Nucl Med 1992; 33: 237-238.

5. Rendl J, Börner W. Inorganic iodide in contrast media. J Endocrinol Invest 1994; 17(Suppl) 74 (abstract).

6. Hintze G, Blombach O, Fink H et al. Risk of iodine-induced thyrotoxicosis after coronary angiography: an investigation in 788 unselected subjects. Eur J Endocrinol 1999; 140: 264-267.

7. Rendl J, Schmidt Th, Börner W. Beeinflussen nichtionische Röntgenkontrastmittel die Schilddrüsenparameter? In: Börner W, Weinheimer B, eds.: Schilddrüse 1989. W.deGruyter, Berlin 1991: 53-62.

8. Mann K, Rendl J, Busley R, Saller S, Seybold S, Hörmann R, Sauerbruch T, Börner W. Systemic iodine absorption during endoscopic application of radiographic contrast agents for ERCP. Eur J Endocrinol 1994; 130: 498-501.

9. Mönig H, Arendt T, Eggers S et al. Iodine absorption in patients undergoing ERCP compared with coronary angiography. Gastrointest Endosc 1999; 50: 79-81.

10. Rendl J, Imöhl B, Jenett M et al. In vivo deiodination of nonionic contrast media (CM). [abstract] Thyroid 1999 in press.

11. Rendl J, Imöhl B, Jenett M et al. Quantitative Daten zur Freisetzung von Iodid nach intravenöser Applikation nichtionischer Röntgenkontrastmittel. Nuklearmedizin 2000 in press.

12. Saller B, Fink H, Mann K. Kinetics of acute and chronic iodine excess. Exp Clin Endocrinol Diabetes 1998; 106 (Suppl. 3) 34-38.

13. Wolff J, Chaikoff Jl. Plasma inorganic iodide as homeostatic regulator of thyroid function J Biol Chem 1948; 174: 555-564.

14. Panneels V, Van den Bergen H, Jacoby C, Braekman JC, Van Sande J, Dumont JE, Boeynaems JM. Inhibition of H_2O_2 production by iodoaldehydes in cultured dog thyroid cells. Mol Cell Endocrinol 1994;102: 167-76.

15. Eng PH, Cardona GR, Fang SL, Previti M, Alex S, Carrasco N, Chin WW, Braverman LE. Escape from the acute Wolff-Chaikoff effect is associated with a decrease in thyroid sodium/iodide symporter messenger ribonucleic acid and protein. Endocrinology 1999; 140: 3404-3410.

16. Philippou G, Koutras DA, Piperingos G, Souvatzoglou A, Moulopoulos SD. The effect of iodide on serum thyroid hormone levels in normal persons, in hyperthyroid patients, and in hypothyroid patients on thyroxine replacement. Clin Endocrinol (Oxf)1992 ;36: 573-578

17. Vagenakis AG, Downs P, Braverman LE, Burger A, Ingbar SH. Control of thyroid hormone secretion in normal subjects receiving iodides. J Clin Invest 1973; 52: 528-532.

18. Grubeck-Loebenstein B, Kronik G, Mösslacher H, Waldhäusl W. The effect of iodine containing contrast

medium on thyroid function of patients undergoing coronary angiography. Exp Clin Endocrinol 1983; 81: 59-64.

19. Conn JJ, Sebastian MJ, Deam D, Tam M, Martin FI. A prospective study of the effect of nonionic contrast media on thyroid function. Thyroid 1996; 6: 107-110.

20. Chopra IJ. Inhibition of outer ring monodeiodination of T4 and reverse T3 (rT3) by some radiocontrast agents. Clin Res 1978; 26: 303A.

21. Obregon MJ, Pascual A, Mallol J et al. Marked decrease of the effectiveness of a T4 dose in iopanoic acid treated rats. Ann endocrinol 1979; 40: 72A.

22. Meng W. Schilddrüsenerkrankungen. 3. Auflage. Gustav Fischer Verlag Jena, Stuttgart, 1992. S.186.

23. Wartofsky L, Ransil BJ, Ingbar SH. Inhibition by iodine of the release of thyroxine from the thyroid glands of patients with thyrotoxicosis. J Clin Invest 1970;49:78-86.

24. Rodier JF, Janser JC, Petit H, Schneegans O, Ott G, Kaissling A, Grob JC, Velten M. Effect of preoperative administration of Lugol's solution on thyroid blood flow in hyperthyroidism. Ann Chir 1998;52:229-233.

25. Rangaswamy M, Padhy AK, Gopinath PG, Shukla NK, Gupta K, Kapoor MM. Effect of Lugol's iodine on the vascularity of thyroid gland in hyperthyroidism. Nucl Med Commun 1989 Sep;10:679-84.

26. Hanna FW, Lazarus JH, Scanlon MF. Controversial aspects of thyroid disease. BMJ 1999 ;319:894-899.

27. Iervasi G, Donato L, Bianchi R, Biagini A, Pilo A, Berti S, Clerico A: Normalization of peripheral thyroid hormone metabolism induced by successful chronic amiodarone treatment in patients with ventricular arrhythmias. Eur J Clin Invest 1996; 26: 382-390.

28. Wiersinga WM: Amiodarone and the Thyroid. In Weetman AP, Grossmann A (Ed.): Handbook of Experimental Pharmacology, Vol. 128, Pharmacotherapeutics of the Thyroid Gland (Springer Verlag: Berlin Heidelberg 1997), 225-287.

29. Schroder-van der Elst JP, van der Heide D: Thyroxine, 3,5,3'-triiodothyronine, and 3,3',5'-triiodothyronine concentrations in several tissues of the rat: effects of amiodarone and desethylamiodarone on thyroid hormone metabolism. Endocrinology 1990; 127: 1656-1664.

30. Bähre M, Hilgers R, Lindemann C, Emrich D. Thyroid autonomy: sensitive detection in vivo and estimation of its functional relevance using quantified high-resolution scintigraphy. Acta Endocrinol (Copenh) 1988; 117: 145-153.

31. Habermann J, Leisner B, Witte A, Pickardt CR, Scriba PC. Iodine contamination as a cause of hyperthyroidism or lack of TSH response to TRH stimulation (results based on a screening investigation). J Endocrinol Invest 1982; 5: 153-156.

32. Joseph K, Mahlstedt J. Früherkennung potentieller Hyperthyreosen im Strumaendemiegebiet. Dtsch Med Wochenschr 1980; 105:1113-1118.

33. Reinwein D, Benker G, König MP, Pinchera A et al. Klinische Aspekte der Hyperthyreose in Gebieten unterschiedlicher Iodversorgung. Schweiz Med Wschr 1987; 117: 1245-1255.

34. Schicha H, Facorro U, Schürnbrand P, Schreivogel I, Emrich D. Frequency of iodine contamination in a thyroid clinic. J Mol Med 1980; 4: 177.

35. Roti E, Braverman LE. Iodine-induced thyroid disease. In: Diseases of the thyroid. Braverman LE, ed. Humana Press, Tatowa, New Jersey, 1997, p369-383.

36. Martin FI, Tress BW, Colman PG, Deam DR. Iodine-induced hyperthyroidism due to nonionic contrast radiography in the elderly. Am J Med 1993; 95: 78-82.

37. Rajatanavin R, Safran M, Stoller WA, Mordes JP, Braverman LE. Five patients with iodine-induced hyperthyroidism. Am J Med 1984; 77: 378-84.

38. Herrmann J, Krüskemper HL. Gefährdung von Patienten mit latenter und manifester Hyperthyreose durch iodhaltige Röntgenkontrastmittel und Medikamente. Dtsch Med Wschr 1978; 103: 1434.

39. Eber O, Langsteger W, Brence I, Wawschinek O. Röntgenkontrastmittel und Hyperthyreoseinduktion. Akt Endokr Stoffw 1992; 13: 98-101.

40. Bruin de TW. Iodide-induced hyperthyroidism with computed tomography contrast fluids. (Letter). Lancet 1994; 343: 1160-1161.

41. Burgi H, Wimpfheimer C, Burger A, Zaunbauer W, Rosler H, Lemarchand-Beraud T. Changes of circulating thyroxine, triiodothyronine and reverse triiodothyronine after radiographic contrast agents. J Clin Endocrinol Metab 1976;43 :1203-1210.

42. Fritzsche H, Benzer W, Furlan W et al. Prävention iodinduzierter Hyperthyreosen bei Koronarangiographie. In: Röher HD, Weinheimer B, eds. Schilddrüse 1991. Berlin, New York: Walter de Gruyter, 1992: 406-416.

43. Steidle B, Grehn S, Seif FJ. Iodinduzierte Hyperthyreose durch Kontrastmittel.Dtsch Med Wschr 1979; 104: 1435-1438.

44. Schwarz M, Büchler M, Ranke J, Friedrich J, Beger HG. Prevalence and clinical role of iodine-induced hyperthyroidism following application of radiographic contrast agents in surgical patients.10th International Thyriod Conference 1991; 171 [abstract].

45. Nolte, Müller R, Siggelkow H, Emrich D, Hüfner M. Prophylactic application of thyrostatic drugs during excessive iodine exposure in euthyroid patients with thyroid autonomy: a randomized study. Eur J Endocrinol 1996; 134: 337-341.

46. Lederbogen S, Reinwein D. Epidemiologische Daten zur thyreotoxischen Krise, eine retrospektive Untersuchung. Akt Endokr Stoffw 1992; 13: 82-84.

47. Stanbury JB, Ermans AE, Bourdoux P et al. Iodine-induced hyperthyroidism: Occurrence and epidemiology. Thyroid 1998; 8: 83-100.

48. Leisner B. In-vivo-Bestimmung des thyreoidalen Iodgehalts bei funktioneller Autonomie. Acta Medica Austriaca 1990; 17: 33-35.

49. Leisner B, Kantlehner R, Heinze HG, Lissner J. Klinische Ergebnisse der Schilddrüsenszintigraphie und Iodbestimmung mit Fluoreszenztechnik. Fortschr Röntgenstr 1979; 130: 694-699.

50. Harjai KJ, Licata AA. Effects of amiodarone on thyroid function. Ann Intern Med 1997; 126: 63-73.

51. Fradkin JE, Wolff J. Iodide-induced thyrotoxicosis. Medicine 1983; 62:1-20

52. Sawin CT, Geller A, Wolf PA et al. Low serum thyrotropin concentrations as a risk factor for atrial fibrillation in older persons. N Engl J Med 1994; 331: 1249-1252.

53. Roti E, Vagenakis AG. Effect of excess iodine: clinical aspects. In: Braverman LE, Utiger RD, eds. Werner and Ingbar's The Thyroid. 7th ed. JB Lippincott, Philadelphia 1996. 316-327.

54. Solomon BL, Evaul JE, Burman KD, Wartofsky L. Remission rates with antithyroid drug therapy: continuing influence of iodine intake? Ann Intern Med 1987; 107 : 510-512.

55. Heufelder A E, Wiersinga W M. Störungen der Schilddrüsenfunktion durch Amiodaron Pathogenese, Diagnostik und Therapie. Dt Ärztebl 1999; 96: 853-860.

56. Hehrmann R, Klein D, Mayer D, Ploner O. Hyperthyreoserisiko bei Kontrastmitteluntersuchungen. Akt Radiol 1996; 6: 243-248.

57. Schneider D, Joseph K. Werden Patienten mit unifokaler thyreoidaler Autonomie durch Optimierung der täglichen Iodzufuhr gefährdet? In: Röher HD, Weinheimer B, eds.: Schilddrüse 1991. W. de Gruyter, Berlin, New York 1992: 400-405.

58. Kreisig T, Pickardt CR, Horn K et al. TcTUs zur Abschätzung des Hyperthyreoserisikos nach Iodkontamination von euthyreoten Strumapatienten mit kompensierter Autonomie. In: Röher HD, Weinheimer B, eds.: Schilddrüse 1991. W.deGruyter, Berlin 199: 393-399.

59. Vidor GI, Stewart JC, Wall JR, Wangel A, Hetzel BS. Pathogenesis of iodine-induced thyrotoxicosis: studies in northern Tasmania. J Clin Endocrinol Metab 1973;37:901-909.

60. Adams DD, Kennedy TH, Stewart JC, Utiger RD, Vidor GI. Hyperthyroidism in Tasmania following iodide supplementation: measurements of thyroid-stimulating autoantibodies and thyrotropin. J Clin Endocrinol Metab 1975;41:221-228.

61. Dunn JT, Semigran MJ, Delange F. The prevention and management of iodine-induced hyperthyroidism and its cardiac features. Thyroid 1998;8:101-106.

Thyreostatika - Dosierungen, Nebenwirkungen, Kontraindikationen

9. Thyreostatika - Dosierungen, Nebenwirkungen, Kontraindikationen

In den meisten europäischen Staaten und Japan werden zur Beherrschung der hyperthyreoten Stoffwechsellage (bei initialer Therapie, bei Behandlung von Rezidiven, im Intervall vor definitiver Therapie) in erster Linie Thyreostatika genutzt. Die Vorteile und Nachteile dieser rein symptomatischen Behandlungsform sind in Tab. 9.1 aufgeführt.

Vorteile:
• meist sicheres Erreichen der Euthyreose • rasch wirksam • gut steuerbar, reversibel • wenig schwerwiegende Nebenwirkungen • Behandlung in jedem Alter möglich, auch in Schwangerschaft und Stillzeit • u.U. restitutio ad integrum
Nachteile:
keine kausale Therapie • lange Behandlungszeiträume • mögliche Rezidive • u.U. schwerwiegende Nebenwirkungen • fehlende Beeinflussung des Lokalbefundes

Tab. 9.1: Vor- und Nachteile der thyreostatischen Therapie.

9.1. Pharmakodynamik und Pharmakokinetik der Thyreostatika, Präparate

Zur thyreostatischen Therapie stehen verschiedene Präparate zur Verfügung, eine Übersicht zeigt Tab. 9.2. Wesentliche Informationen zur Pharmakodynamik, Pharmakokinetik und über die Angriffspunkte in der Schilddrüsenzelle enthalten die Tab. 9.3 und 9.4 sowie Abb. 9.1. Genutzt werden die Verringerung des Angebots an Schilddrüsenhormonen und die Verminderung der Wirkung der Schilddrüsenhormone in der Peripherie.

Thiamazol kommt überwiegend als Mittel der ersten Wahl zum Einsatz. Carbimazol wird während und unmittelbar nach der Resorption sofort durch Esterasen (Abspaltung der Carboxyethylgruppe) in Thiamazol umgewandelt, entspricht also einem "prodrug". Thiouracile gelten als gleichwertige Alternative und haben zusätzliche Angriffspunkte. Sie kommen in Schwangerschaft und Stillzeit häufiger zur Anwendung.

Perchlorate werden erst in dritter Reihe gegeben, zumal alle Möglichkeiten der nuklearmedizinischen Diagnostik und Therapie dann über Wochen blockiert sind (Gabe ebenfalls nicht bei Knochenmarkdepression!). Hauptindikationen sind die prophylaktische Gabe vor Iodkontrastmitteluntersuchungen oder bei iodinduzierten Hyperthyreosen (in Kombination mit Thionamiden).

Iod und Lithium schließlich haben ihren Platz nur noch in speziellen Ausnahmefällen und vorwiegend in Kombination mit Thiamazol oder PTU. Iod dient beim M. Basedow präoperativ zum "Plummern" oder der zusätzlichen Therapie der nicht durch Iod induzierten thyreotoxischen Krise. Dabei ist immer zu beachten, daß nach 7-14 Tagen eine Wirkungsumkehr (Escape-Phänomen) eintreten kann. Lithium (mit seiner geringen therapeutischen Breite) wird ausnahmsweise bei schwerer Hyperthyreose und Unverträglichkeit der üblichen Thyreostatika eingesetzt. Cholestyramin kann selten zusätzlich zur Hemmung des enterohepatischen Kreislaufs der Schilddrüsenhormone genutzt werden.

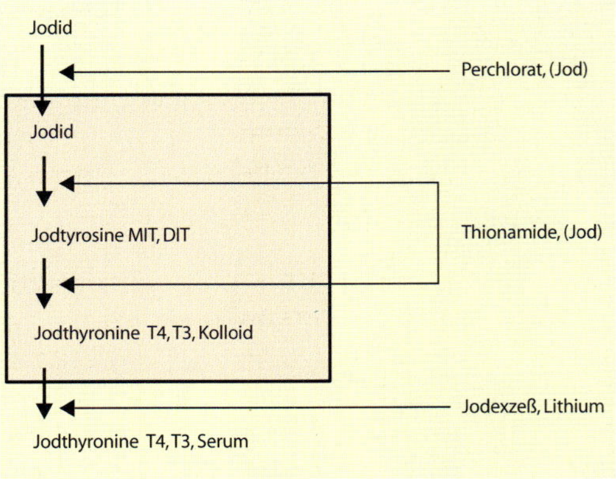

Abb. 9.1: Angriffspunkte der Thyreostatika.

Die **Thionamide** wirken auf mehreren Ebenen. Sie hemmen (dosisabhängig) reversibel oder irreversibel die Bildung eines TPO-Iod-Komplexes und konkurrieren außerdem mit Tyrosyl-Resten um die aktivierte Thyreoperoxidase. Die aktivierte Thyreoperoxidase oxidiert vorzugsweise Thiamazol, statt Tyrosin zu jodieren, oder wird irreversibel von Thiamazol blockiert. Mit der dosisabhängigen Minderung der Jodierung von Tyrosin wird die Schilddrüsenhormonsynthese im Thyreoglobulinverband gebremst. Thionamide konkurrieren mit Iod um die Schilddrüsenperoxidase. Initial- und Erhaltungsdosis sind vom Iodgehalt des Schilddrüsengewebes abhängig. Ein hohes Verhältnis von Iod zum Thyreostatikum begünstigt die Oxidation des Thyreostatikums, ein niedriges die TPO-Inaktivierung. Damit ist die (Hemm)-Wirkung bei Iodmangel ausgeprägter. Die Thionamide akkumulieren in der Schilddrüse (50-200faches des Serumspiegels), ihre Wirkung geht mit der intrathyreoidalen Konzentration parallel. Die Abspaltung bereits präformierter Schilddrüsenhormone im Thyreoglobulin bleibt unbeeinflußt, damit ist auch die Wirkungslatenz (1-4 Wochen) erklärt.

Ob Thiamazol eine direkte immunsuppressive Wirkung, damit Beeinflussung des immunologischen Grundprozesses beim M. Basedow hat, ist fraglich. Diskutiert werden die Hemmung der Freisetzung von Interleukin-1(IL-Alpha) und Interleukin-Beta aus den Thyreozyten, die Restitution der erniedrigten Interleukin-Freisetzung aus den peripheren Lymphozyten, die Absenkung zirkulierender, aktivierter (HLA-DR-positiver) T-Helfer/Inducer (T-H/I)-Zellen, die Reduktion der frühen abnormen CD 69-Expression auf T-Zellen, was zur verminderten Expression des IL-2-Rezeptors CD 25 führt. Die Herstellung der euthyreoten Stoffwechsellage durch pharmakologische Effekte ist offenbar ein wichtiger Mechanismus zur Unterbrechung der sich sonst perpetuierenden Immunmechanismen.

9.2. Praktisches Vorgehen, Dosierungen

Das Behandlungsziel - die euthyreote Stoffwchsellage - sollte nach 3-6 Wochen erreicht sein. Die **Initialdosis** ist abhängig von der (klinischen!) Schwere der Erkrankung und der individuellen Iodversorgung bzw. der Iodbelastung. Insgesamt geht der Trend zu niedrigeren Dosierungen mit

Internationaler Freiname	Präparat	Formel
Thiamazol (Methimazol) 1-Methyl-2-imidazolthiol	Thiamazol (5, 20, Amp. 40 mg) Methizol (5, 20 mg) Thyrozol (5,10,20 mg) Favistan (20, Amp. 40 mg)	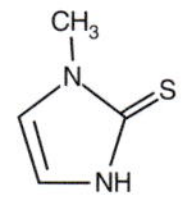
Carbimazol Ethyl 3-methyl-2-thioxo-4-imidazolin-1-carboxylat	Carbimazol (5, 10 mg) Neo-Thyreostat (10 mg)	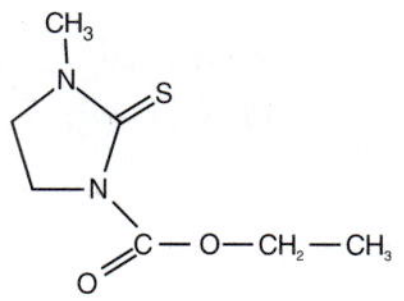
PTU 2,3-Dihydro-6-propyl-2-thioxo-4(1H)-pyrimidinon	Thyreostat II (25, 50 mg) Propycil 50	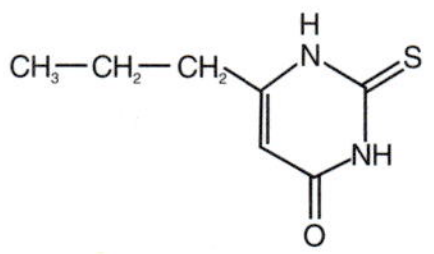
Natriumperchlorat	Irenat (344 mg = 15 Tr. = 1 ml)	$Na^{+}HClO_4^{-}$
Iod	Lugolsche Lösung (Iod 5,0 g, KI 10,0 g, aqua dest. ad 100,0; 1 Tr. 6,5 mg I)	

Tab. 9.2: Übersicht über die gebräuchlichen Thyreostatika (Stand 2000).

Thyreostatikum	Wirkungsmechanismus
1. Thionamide	• Blockierung der SD-Hormonsynthese auf der Stufe der Iodisation durch Hemmung der SD-Peroxidase
1.1. Mercaptoimidazole (Thiamazol, Carbimazol)	• Hemmung der Kopplungsreaktion (Kondensation) • immunsuppressiv ?
1.2.Thiouracile (PTU, Propylthiouracil)	• zusätzlich: Hemmung der peripheren Konversion von T4 zu T3
2. Perchlorat	• Blockade (Einfrieren) des Natriumiodidsymporters mit Hemmung der Aufnahme von Iod • vermehrte Ausschwemmung nicht organifizierten Iods aus der Schilddrüse, Depletion • Hemmung der Rückresorption des beim Abbau von SD-Hormonen freiwerdenden Iods
3. Iod	• Hemmung der Iodaufnahme • Hemmung der Biosynthese der SD-Hormone • (Wolff-Chaikoff-Effekt), Cave: Escape-Phänomen! • Hemmung der Thyreoglobulinproteolyse (Hormonfreisetzung) • Herabsetzung der Durchblutung • Verminderung der Gefäßbrüchigkeit • Hemmung der Konversion von T4 zu T3
4. Lithium	• Verlängerung der thyreoidalen HWZ von Iod • Hemmung der Thyreoglobulinproteolyse (Hormonfreisetzung) • (Hormonfreisetzung aus Bindung an TG) • Hemmung der Konversion von T4 zu T3

Tab. 9.3: Pharmakodynamik der Thyreostatika.

	notwendige Dosierung	Resorption	maximale Blutspiegel	Plasma-eiweiß-bindung	Plasma-HWZ	Elimination
Thiamazol	1-2x/d (Wirkungs-dauer 24 h)	schnell, vollständig, Bioverfügb. 75 % *	nach 0,5-3 h	gering (Alb.)	2-9 h	renal, gering hepatobiliär, 70 %/d, bei Leberinsuff. langsamer
PTU	2-3x/d (Wirkungsdauer 4-8 h)	schnell, vollständig, Bioverfügb. 80 %	nach 1-2 h	56-75 %	2-4 h	wie Thiamazol, 85 %/d
Perchlorat	3-6x/d (Wirkungsdauer 6 h)	schnell, Bioverfügb. >90 %	nach 4 h		wenige h	renal, 85 %/d

Tab. 9.4: Pharmakokinetik der Thyreostatika; damit ist i.v.-Therapie nur ausnahmsweise notwendig (Krise, Erbrechen, Durchfall).

dann weniger häufigen Nebenwirkungen, zumal die Euthyreose nachweislich nur geringfügig später erreicht wird. Äquivalenzdosierungen verschiedener Thyreostatika zeigt Tab. 9.5. Im Schrifttum gibt es geringfügige Differenzen (s. Kap. 4), die Dosisangaben sind nur als Orientierung anzusehen.

	Dosisäquivalent (mg)	Initialdosis (mg)	Erhaltungsdosis (mg)
Thiamazol	6	10-40	2,5-10
Carbimazol	10	15-60	5-15
PTU	60	100-400	25-100
Perchlorat	180	450-1200*	100-300

Tab. 9.5: Äquivalenzdosis verschiedener Thyreostatika: Praktikable Dosisempfehlungen.* 300 mg = 15 Tropfen.

Bevorzugt wird die **Monotherapie mit Thyreostatika.** Vorteile sind die Möglichkeiten niedrigerer Dosierungen mit weniger Nebenwirkungen und die bessere Überwachbarkeit der in-vitro-Parameter. Diese überwiegen die (bei guter Überwachung vermeidbaren) Nachteile wie die mögliche transiente Hypothyreose oder ein Strumawachstum bei relativer Thyreostatikaüberdosierung. Die Zugabe von L-Thyroxin sollte sonst erst beim Erreichen einer stabilen Euthyreose und niedrigem Thyreostatikabedarf (5 bis 10 mg Thiamazol) erfolgen. Die Schwankungsbreite der Schilddrüsenhormonwerte ist dadurch reduziert. Damit sind gelegentlich längere Kontrollintervalle möglich. Beide Behandlungsschemata setzen einen zuverlässigen Patienten voraus.

Nicht zu unterschätzen ist die Wertigkeit der **symptomatischen Begleitmaßnahmen**, z.B. der Betarezeptorenblocker-Therapie zur Hemmung der erhöhten adrenergen Einflüsse und (spezifisch für Propranolol) zur Konversionshemmung von T4 zu T3, oder einer gewissen Sedierung (bevorzugt durch Barbiturate). Die derzeitigen Vorstellungen zur Durchführung der Therapie, zu Therapiedauer, Remissions- bzw. Rezidivwahrscheinlichkeit insbesondere beim M. Basedow, Führung als Monotherapie oder in Kombination mit Schilddrüsenhormonpräparaten (bei der Immunhyperthyreose) und die notwendigen Therapiekontrollen sind in Kapitel 4 dargestellt.

9.3. Nebenwirkungen

Die Gesamtnebenwirkungsrate der Thyreostatika liegt bei 5 bis 20 %. Sie beruhen auf "toxisch-allergischen" (?) Auswirkungen der Medikamente. Zu unterscheiden sind die häufigeren, meist **leichtergradigen Nebenwirkungen** und die seltenen, unter Umständen **schwerwiegenden Folgen** (☞ Tab. 9.6). Die Häufigkeit beobachteter Nebenwirkungen in großen Patientengruppen sind in Tab. 9.7 zusammengestellt.

Die Nebenwirkungsrate ist nach mehrheitlich im Schrifttum dargestellter Auffassung doch **dosisabhängig.** Bei 10 mg Thiamazol finden sich in nur ca. 5-15 %, bei 40 mg schon in 20-30 % Nebenwirkungen, bei niedriger Dosis dominieren leichtere. Die meisten Nebenwirkungen treten dabei zu Beginn der Behandlung auf: etwa 50 % manifestieren sich innerhalb des ersten Therapiemonats, 90 % nach 3-6 Monaten.

Alle Symptome sind prinzipiell reversibel. Unter Umständen kann die Therapie bei harmlosen Nebenwirkungen nach Dosisreduktion fortgesetzt werden. Bei Nebenwirkungen besonders an der Haut kann von Thiamazol auf die Ausweichpräparate PTU oder Perchlorat übergegangen werden - die Kreuzreaktion zwischen Thiamazol und PTU beträgt weniger als 15 %. Zum Therapieabbruch zwingen als schwerwiegende Nebenwirkung Knochenmarkdepression oder Cholestase oder die Persistenz oder Verschlechterung leichtergradiger Nebenwirkungen (typischerweise Hauterscheinungen, auch Arthralgien, Dysgeusien, Haarausfall). Ein Wechsel auf Alternativpräparate verbietet sich bei schweren Folgen, da alle Thyreostatika potentiell und mindestens ebenso wahrscheinlich gleiche Komplikationen hervorrufen können.

Bei der als lebensbedrohlich einzuschätzenden **Agranulozytose** (Granulozyten < 250/µl, oder Panzytopenie, Häufigkeit 0,2-0,4 %) muß die Therapie sofort abgebrochen werden. Sie ist wahrscheinlicher in den ersten 8 bis 12 Therapiewochen und bei Dosierungen über 15 mg Thiamazol. Voraussetzung der frühzeitigen Erkennung ist die Aufklärung des Patienten über das mögliche klinische Bild (Fieber, Angina, Pharyngitis, Stomatitis), die dann notwendigen Schritte wie Behandlungsabbruch, Arztkonsultation und Blutbildkontrolle (Differentialblutbild!). Das Schicksal des Patienten hängt wesentlich von der adäquaten Therapie

häufig	
Haut/Effluvium	Pruritus, Exanthem, Urticaria, Haarausfall
gastrointestinal	Übelkeit, Erbrechen, Durchfall, leichte Leberenzymerhöhung
Gelenke, Muskulatur	Arthropathie, Muskelschmerzen, CK-Erhöhung
andere	leichte Leukopenie, Ödeme
selten	
Hämatopoese	Agranulozytose, Thrombopenie, aplastische Anämie, Panzytopenie
Leber	Cholestase, toxische Hepatitis (Einzelfälle: granulomatöse Hepatitis, primär sklerosierende Cholangitis)
Nervensystem	Geschmacksstörungen, Geruchsstörungen, Gehörstörungen, Polyneuropathie, Kopfschmerzen
andere	Arzneimittelfieber, LE-Phänomen, Lymphknotenschwellung, Erythema nodosum, allergische Vaskulitis, nephrotisches Syndrom, Speicheldrüsenschwellung Hypoglykämie (Antiinsulin-Ak)
Nebenwirkungen durch Fehldosierung oder direkte Wirkung	
Überdosierung	strumigener Effekt, Hypothyreose
Unterdosierung	Persistieren der Hyperthyreose
durch Wirkung bedingt	erhöhte Blutungsgefahr bei Operationen wegen vermehrter Vaskularisation und Gefäßbrüchigkeit

Tab. 9.6: Nebenwirkungen der Thionamide (Thiamazol, Carbimazol, PTU).

Nebenwirkung	prozentuale Häufigkeiten Meyer-Geßner et al., 1989 (1256 Fälle)	prozentuale Häufigkeiten Tuschy und Gunschera, 1993 (883 Fälle)
kutane Reaktionen	5,6	6,1
Haarausfall	4,1	-
Arthropathien	1,6	3,3
gastrointestinale Reaktionen	0,9	3,7
Leberschäden	0,8	0,34
Neuropathien	0,7	-
Ödeme	0,7	-
Leukopenie	0,4	1,0
Schwindel	0,4	-
Fieber	0,3	-
Dysgeusie	0,3	0,23
Thrombopenie	0,2	0,45
Agranulozytose	0,14	0,45
Panzytopenie	0,07	-
Dysosmie	0,07	0,1
allergische Vaskulitis	0,07	-
insgesamt	14,3	15,7

Tab. 9.7: Häufigkeit von Nebenwirkungen bei der Therapie mit Thionamiden (%).

ab. Dazu gehören stationäre Aufnahme, breitangelegte antibiotische und evtl. antimykotische Therapie sowie Glukokortikoidgabe. Die Zeit bis zum Anstieg der Leukozytenzahl ("Morgenröte") wird verkürzt durch die Gabe der hämatologischen Wachstumsfaktoren G-CSF oder GM-CSF (5 µg/kg/d).

Nach Beherrschung der Akutsituation muß eine definitive Behandlung der Thyreopathie folgen, abhängig von der in Kauf zu nehmenden Wirkungslatenz und den Begleitumständen Radioiodtherapie oder Operation.. Das gilt ebenso für alle anderen schweren Nebenwirkungen. Klinisch relevante **Konsequenzen** sind in Tab. 9.8 zusammengefaßt.

Auf die **unmittelbare Thyreostatikawirkung** sind dosisabhängig ein gelegentliches Strumawachstum oder eine Hypothyreose zurückzuführen, was die zusätzlichen Gabe von L-Thyroxin zumindest vorübergehend erfordert. Die Immunorbitopathie entwickelt sich weitgehend unabhängig von der Hyperthyreose, verschlechtert sich aber meist bei nicht konstanter Stoffwechsellage. Unterdosierungen der Thyreostatika schließlich führen zu Persistenz oder zum Rezidiv der Hyperthyreose.

Die seltener eingesetzten Thyreostatika Perchlorat und Iod sind mit ähnlichen unerwünschten Begleiterscheinungen verknüpft (die in Tab. 9.8 dargestellten wurden beobachtet).

Von echten Thyreostatika-Nebenwirkungen abzugrenzen sind die ohnehin mit der Grundkrankheit häufig assoziierten Veränderungen wie eine Zunahme der Struma (M. Basedow), Blutbildveränderungen mit Leukopenietendenz und relativer Lymphozytose (M. Basedow) oder Anämie, AP-, γGT-Erhöhung (alle Formen), die natürlich vor Beginn der Therapie nachweisbar sind (Differentialblutbild vor Therapiebeginn!).

9.4. Kontraindikationen

Die Kontraindikationen beschränken sich auf einige wenige Fälle, bei denen Nebenwirkungen vorangegangen waren oder potentiell auftreten werden. Tab. 9.10 zeigt eine Übersicht über absolute und relative Kontraindikationen. Konsequenz ist immer die Suche definitiver Therapieformen, um bei auftretender Hyperthyreose oder Rezidiven überhaupt wirksam helfen zu können.

Perchlorat	Gastritis, Durchfall, Exanthem, Erythema nodosum, nephrotisches Syndrom, Blutbildveränderungen (Leukopenie, Agranulozytose, Thrombopenie, aplastische Anämie), Leberschädigung
Iod	Iodallergie, Iodakne
Lithium	Polyurie, Polydipsie, Übelkeit, Erbrechen, grobschlägiger Tremor, Intoxikation: zusätzlich Ataxie, verwaschene Sprache, Bewußtseinsstörungen

Tab. 9.8: Nebenwirkungen anderer Thyreostatika.

9.5. Thyreostatikatherapie in Schwangerschaft und Stillzeit

In den meisten Fällen (Ausnahme: Mehrzahl der schwangerschaftsassoziierten Hyperthyreosen, durch ß-HCG induziert) ist eine Hyperthyreosetherapie auch in der Schwangerschaft notwendig.

Initialdosis Erhaltungstherapie	der klinischen Situation angepaßt, nicht zu hoch dosiert
Blutbildkontrollen	in der Anfangsphase bei Risikopatienten* häufiger, ggf. Differentialblutbild (auch vor Therapiebeginn)
Aufklärung zu Therapiebeginn**	über klinische Folgen der Agranulozytose (Fieber, Angina, Pharyngitis, Stomatitis) und dann sofort den nötigen Therapieabbruch, auch anderer potentiell schädigender Arzneimittel (Metamizol !), Arztkonsultation
Therapie der Nebenwirkungen	adäquat !

Tab. 9.9: Forderungen bei Thyreostatikatherapie im Hinblick auf das Risiko einer Agranulozytose;
*initiale Leukopenie, Analgetika-Abusus;
**wichtigste Maßnahme zur rechtzeitigen Erkennung der meist foudroyant verlaufenden Komplikation.

absolute Kontraindikationen	• durch Thyreostatika hervorgerufene toxische oder allergische Reaktionen mit Störungen der Hämatopoese oder Cholestasereaktion
relative Kontraindikationen	• Auftreten weniger gravierender Nebenwirkungen • mechanische Beeinträchtigung (retrosternale Struma, Tracheaeinengung) • präexistente Hämatopoesestörungen • Complianceprobleme • hyperthyreote Episode bei Thyreoiditis
spezielle Kontraindikationen	• Perchlorat: Schwangerschaft, Stillzeit; Kombination mit Iod • Lithium: Schwangerschaft, Stillzeit, chronische Niereninsuffizienz, zerebrale Anfälle, Rhythmusstörungen, Elektrolytstörungen

Tab. 9.10: Kontraindikationen der Thyreostatikatherapie.

Es drohen sonst Abort, Totgeburt, vorzeitige Entbindung, erhöhte perinatale Mortalität, unterentwickelte Säuglinge, erhöhte Mißbildungsrate (Herzfehler), oder die thyreotoxische Krise der Mutter unter der Geburt. Dem gegenüber ist das Risiko der thyreostatischen Therapie zu vernachlässigen, ein teratogenes Risiko besteht praktisch kaum (Einzelfallmitteilungen über Defekte der Kopfschwarte: Aplasia cutis congenita mit überzufälliger Häufung, aber ohne Beweis der Kausalität, Einzelfallberichte über Ohrläppchenmißbildung, Omphalozele, Ösophagusatresie, tracheoösophageale Fistelbildung).

Thyreostatika und Antikörper gehen auf den Feten über, Schilddrüsenhormone praktisch nicht. Ab der 11. Woche beginnt die Schilddrüsenhormonsynthese in der fetalen Schilddrüse, relevante Einflüsse hinterlassen Thyreostatika ab der 16. bis 20. Woche, die nach 20 Minuten im kindlichen Kreislauf wie bei der Mutter zu finden sind. Dem ist bei der Therapie Rechnung zu tragen - das Risiko der kindlichen Hypothyreose, Strumaentwicklung, aber auch Hyperthyreose (stimulierende Antikörper) besteht.

Um das Risiko möglichst gering zu halten, ist eine niedrigdosierte Thyreostatikamonotherapie (maximal 15-20 mg Thiamazol oder 150-200 mg PTU im Beginn, Erhaltungsdosis 2,5-10 bzw. 25-100 mg) indiziert. Die L-Thyroxin-Zugabe würde nur die notwendige Thyreostatikadosis erhöhen, ohne das Kind zu erreichen (somit die kindliche Hypothyreose-Entstehung fördern). PTU hat den Vorteil der geringeren Plazentagängigkeit auf Grund seiner höheren Eiweißbindung und hemmt zusätzlich die periphere Konversion von T4 in T3. Bei den niedrigen verwendeten Thyreostatikadosierungen spielt dies häufig eine untergeordnete Rolle.

Empfohlen wird die Einstellung zwischen Euthyreose und Hyperthyreose der Mutter, also auf supprimierte TSH-Werte sowie hochnormale FT3- und FT4-Werte. Unter Umständen kann die Behandlung zwischenzeitlich abgebrochen werden (Bestimmung freier Hormonwerte wegen der erhöhten Eiweißbindungskapazität, obere Referenzgrenze bis zu 20 % geringer).

0,3 bis 0,8 % der Thyreostatikadosis gehen in die Muttermilch über (PTU wegen der erhöhten Eiweißbindung geringer, Vorteile kontrovers diskutiert). Damit ist ebenfalls in der Stillzeit eine niedrigdosierte Thyreostatikamonotherapie (initial Thiamazol bis 15 mg, PTU bis 150 mg) ohne wesentliche Risiken möglich.

Literatur

1. Adorf, D., K. H. Grajer, W. Kaboth et al.: Agranulocytosis induced by antthyroid therapy: effects of treatment with granulocyte colony stimulating factor. Clin Invest 72 (1994)

2. Bellmann, O.: Hyperthyreose und Schwangerschaft - Probleme aus gynäkologisch-geburtshilflicher Sicht. Akt Endokr Stoffw 31 (1992) 2-8

3. Benker, G., C. Nolte, T. Olbricht et al.: Antithyroid Drug Treatment of Basedow's Disease: Results from a Multicenter Study. Exp Clin Endocrinol 97 (1991) 252-256

4. Binder, C., W. Lang: Nekrotisierende Hepatitis mit letalem Ausgang nach Carbimazoltherapie. Dtsch med Wschr 118 (1993) 1515-1519

5. Biswas, N., Y. H. Ahn, J. M. Goldman et al.: Case Report: Aplastic Anemia Associated with Antithyroid drugs. Am J Med Sci 301 (1991) 190-194

6. Bogner, U., H. Schleusener: Medikamentöse Therapie der Hyperthyreose in der Schwangerschaft. Akt Endokr Stoffw 13 (1992) 24-26

7. Burrow, G. N.: The management of thyrotoxicosis in pregnancy. New Engl J Med 313 (1985) 562-565

8. Coralles, J. J., A. Löpez, J. Ciudad et al.: Methimazole therapy in Graves' disease influence the abnormal expression of CD 69 (early activation antigen) on T cells. J Endocrinology 155 (1997)) 491

9. Gregorio di C., F. Ghini, F. Rivasi: Granulomatous hepatitis in a patient receiving methimazole. Ital J Gastroenterol 22 (1990) 75-77

10. Gürlek, A. V. Cobankara, M. Bayraktar: Liver Tests in hyperthyroidism: Effect of Antithyroid Therapy. J Clin Gastroenterol 24 (3) (1997) 180-183

11. Hehrmann R., A. Grüters, U. Bogner et al.: Hyperthyreose und Schwangerschaft: Zusammenfassung. Akt Endokr Stoffw 13 (1992) 37-42

12. Herausgeber: Schilddrüsenmarketing Henning Berlin GmbH: Therapie der Hyperthyreose 1995

13. Horster, F. A.: Pathogenese, Diagnose und Therapie der Hyperthareose. Z ärztl Fortbild 89 (1995) 33-39

14. Kitahara, T., K. Hiromura, A. Maezawa et al.: Case of propylthiouracil-induced vasculitis associated with antineutrophil cytoplasmatic antibody (ANCA), review of literature. Clinical Nephrology 47 (1997), 336-340

15. van der Klauw, M. M. et al.: A Population-Based Case-Cohort Study of drug-Associated Agranulocytosis. Arch Inter. Med 159 (1999) 369-374

16. Köhrle, J.: Der Natrium-Iodid-Symporter NIS: Funktion, Regulation und klinische Relevanz. Z ärztl Fortbild Qual.sich 93 Suppl. I (1999) 17-22

17. Krüskemper, H. L.: Nebenwirkungen thyreostatischer Arzneimittel. Internist 1 (1960) 436-442

18. Levy, M.: Propylthiouracil hepatotoxicity. Clin Pediatr (Philadelphia) 32 (1993) 25-29

19. Low, L. C. K., J. Lang, W. D. Alexander: Excretion of carbimazole and propylthiouracil in breast milk. Lancet (1979) 1011

20. Mandel, S. J., G. A. Brent, P. R. Larsen: Review of antithyroid drug use during pregnancy and report of case of aplasia cutis. Thyroid 4 (1994) 129-133

21. Meng, W.: Die Krankheiten der Schilddrüse. Urban und Fischer Verlag Jena 1999

22. Mercado, M.,V. Mendoza-Zubieta, R. Bautista-Osorio et al.: Treatment of Hyperthyroidism with a Combination of Methimazole and Cholestyramine. J Clin Endocrinol Metab 81 (1996) 3191-3193

23. Meyer-Geßner, M., G. Benker, S. Lederbogen et al.: Antithyroid drug-induced agranulocytosis: Clinical experience with ten patients treaded at one institution and review of the literature. J Endocrinol Invest 17 (1994) 29-36

24. Meyer-Geßner, M., G. Benker, T. Olbricht et al.: Nebenwirkungen der antithyreoidalen Therapie der Hyperthyreose. Dtsch Med Wschr 114 (1989) 166-171

25. Momotani, N., K. Ito: Treatment of pregnant patients with Basedow's disease. Exp Clin Endocrinol 97 (1991) 268-274

26. Momotani, N., J. Noh, H. Oyanagi et al.: Antithyroid drug therapy for Graves' disease during pregnancy. Optimal regimen for fetal thyroid status. New Engl J Med 315 (1986) 24-28

27. Pasquier, E., T. Genereau, M. Baudrimont et al.: Biopsy-proven myositis with microvasculitis in association with carbimazole. Lancet 338 (1991) 1508-1513

28. Reinwein, D.: Kursänderung bei der medikamentösen Hyperthyreosetherapie? Med Klin 89 (1994) 383-388

29. Reinwein, D., G. Benker, J. H. Lazarus et al.: A Prospective Randomized Trial of Antithyroid Drug Dose in Graves' Disease Therapy. The European Multicenter Study Group on Antithyroid Drug. J Clin Endocrinol Metab 76 (1993) 1516-1521

30. Schwab, G, P., G. J. Wetscher, W. Vogl et al.: Methimazole-induced cholestatic liver injurity, mimicking sclerosing cholangitis.Langenbecks Arch Chir 381 (1996) 225-227

31. Suzuki, S., I. Ischikawa, N. Minoru et al.: Elevation of Serum Creatine Kinase during Treatment with Antithyroid Drugs in Patients with Hyperthyroidism due to Graves Disease. Arch Intern Med 157 (1997), 693-696

32. Tapp, E.: Zur medikamentösen Therapie der Hyperthyreosen - Literaturreview- Johann Ambrosius Barth, Hüthig GmbH, Heidelberg, Leipzig 1996

33. Tuschy, U., J. Gunschera: Thema: Thyreostatikum. Nebenwirkungen des Thiamazols - Erfurt 1967-1990. Der Kassenarzt 13 (1993) 37-40

34. Tuschy, U., J. Mühlan: Methimazole and agranuolcytosis - clinical study. Exp Clin Endocrinol 97 (1991) 265-267

35. Tuschy, U., J. Mühlan: Agranulozytose unter Methimazol - Klinik und Begutachtung. Z. Klin Med 44 (1989) 245-248

36. Wagner, H.: Spektrum Thyreotherapeutika. Aesopus Verlag Basel 1994

37. Westphal, S.A.: hepatotoxicity from propylthiouracil. South Med J 87 (1994) 943-947

38. Wiberg, J. J., F. G. Nuttall: Methimazole toxicity from high doses. Ann Int Med 77 (1972) 414-416

39. Williams, K. V., S. Nayak, D. Becker: Fifty years of experience with propylthiouracil-associated hepatotoxicity: what have we learned? J Clin Endocrinol Metab 82 (1997) 1727-1733

40. Wolf, J.: Perchlorate and the thyroid gland. Pharmacol Rev 50 (1998) 89-105

DOSIERUNG

	Strumaprophylaxe Mono-Jod® 100 µg pro die	Strumaprophylaxe Mono-Jod® 200 µg pro die	Therapie der euthyreoten Struma Mono-Jod® 100 µg pro die	Therapie der euthyreoten Struma Mono-Jod® 200 µg pro die	Rezidivprophylaxe nach Operation euthyreoter Strumen Mono-Jod® 100 µg pro die	Rezidivprophylaxe nach Operation euthyreoter Strumen Mono-Jod® 200 µg pro die
Säuglinge und Kinder	$\frac{1}{2}$–1 Tabl.	$\frac{1}{2}$ Tabl.	1–2 Tabl.	$\frac{1}{2}$–1 Tabl.		
Jugendliche und Erwachsene	1–2 Tabl.	$\frac{1}{2}$–1 Tabl.	3–5 Tabl.	$1\frac{1}{2}$–$2\frac{1}{2}$ Tabl.	1–2 Tabl.	$\frac{1}{2}$–1 Tabl.
Schwangere und stillende Mütter	2 Tabl.	1 Tabl.	3–5 Tabl.	$1\frac{1}{2}$–$2\frac{1}{2}$ Tabl.		
	Die prophylaktische Gabe von Mono-Jod® muß im allgemeinen über Jahre, oft lebenslang, erfolgen.		Die Dauer der Therapie beträgt bei Neugeborenen ca. 2–4 Wochen, bei Kindern, Jugendlichen und Erwachsenen sind mindestens 6–12 Monate erforderlich.		Diese Dosierung gilt auch für die Weiterbehandlung nach Abschluß einer Therapie euthyreoter Strumen mit Levothyroxin.	

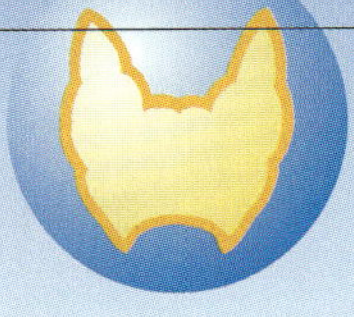

Mono-Jod 100 µg Tabletten
Mono-Jod 200 µg Tabletten
Wirkstoff: Kaliumiodid

Zusammensetzung: Arzneilich wirksamer Bestandteil: 1 Tabl. Mono-Jod 100/200 µg enthält 131 µg Kaliumiodid (entspr. 100 µg Iodid) /262 µg Kaliumiodid (entspr. 200 µg Iodid).
Sonstige Bestandteile: Maisstärke, Lactose, lösliche Stärke, Siliciumdioxid, Magnesiumstearat.
Anwendungsgebiete: Prophylaxe eines Jodmangels. Behandlung der diffusen euthyreoten Struma bei Neugeborenen, Kindern, Jugendlichen und Erwachsenen.
Gegenanzeigen: Manifeste Hyperthyreose: Latente Hyperthyreose in einer Dosierung über 150 µg Iodid/Tag. Autonomes Adenom sowie fokale und diffuse Autonomien der Schilddrüse bei Anwendung in einer Dosierung von 300-1000 µg Iodid/Tag (außer bei präoperativer Behandlung zum Zweck der Plummerung). In Schwangerschaft und Stillperiode besteht ein erhöhter Jodbedarf, so daß eine ausreichende Jodzufuhr (200 µg täglich) besonders wichtig ist. Wegen der diaplacentaren Übertragung des Jods und der Empfindlichkeit des Feten gegenüber pharmakologisch wirksamen Joddosen sollten jedoch keine Joddosen im mg-Bereich gegeben werden. Dies gilt auch für die Laktation.
Nebenwirkungen: Bei prophylaktischer Anwendung von Iodid in jeder Altersstufe sowie therapeutischer Anwendung bei Neugeborenen, Kindern und Jugendlichen ist mit Nebenwirkungen nicht zu rechnen. Bei Vorliegen größerer autonomer Areale in der Schilddrüse und täglichen Jodgaben von mehr als 150 µg kann eine Hyperthyreose manifest werden. Bei Verwendung zur Strumatherapie beim Erwachsenen (Dosierung von über 300 bis höchstens 1000 µg Iodid/Tag) kann es in Einzelfällen zu einer iodinduzierten Hyperthyreose kommen (meist bei diffusen oder zirkumskripten Autonomien in der Schilddrüse bzw. bei älteren Patienten mit lange bestehenden Strumen).
Wechselwirkungen mit anderen Mitteln: Thyreostatika. Perchlorat. Endogenes und exogenes TSH. Lithiumsalze. Kaliumsparende Diuretika.
Stand: 08.2000

Pharm. Unternehmer:

Philopharm GmbH Quedlinburg
06472 Quedlinburg

Mitvertrieb:

B·R·A·H·M·S ARZNEIMITTEL GMBH
65205 Wiesbaden

Index